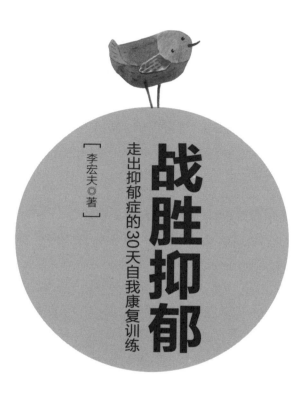

[李宏夫◎著]

走出抑郁症的30天自我康复训练

战胜抑郁

SPM 南方出版传媒 广东人民出版社

·广州·

图书在版编目（CIP）数据

战胜抑郁：走出抑郁症的 30 天自我康复训练 / 李宏夫著 . — 广州：广东人民出版社，2018.1（2024.1 重印）

ISBN 978-7-218-12160-4

Ⅰ . ①战… Ⅱ . ①李… Ⅲ . ①抑郁症－康复训练 Ⅳ . ① R749.4

中国版本图书馆 CIP 数据核字（2017）第 259717 号

Zhansheng Yiyu: Zouchu Yiyuzheng De 30 Tian Ziwo Kangfu Xunlian

战胜抑郁：走出抑郁症的 **30** 天自我康复训练

李宏夫　著

出 版 人：肖风华

责任编辑：马妮璐
装帧设计：WONDERLAND Book design　仙境 QQ:344581934
责任技编：吴彦斌　周星奎

出版发行：广东人民出版社
地　　址：广东市大沙头四马路 10 号（邮政编码：510102）
电　　话：（020）83798714（总编室）
传　　真：（020）83289585
网　　址：http://www.gdpph.com
印　　刷：广东鹏腾宇文化创新有限公司
开　　本：787mm×1092mm　1/32
印　　张：8.75　**字　　数**：126 千
版　　次：2018 年 1 月第 1 版
印　　次：2024 年 1 月第 7 次印刷
定　　价：39.80 元

如发现印装质量问题，影响阅读，请与出版社（020－83795749）联系调换。
售书热线：（020）87716172

目 录
Contents

01
关于抑郁症，你最想知道的事

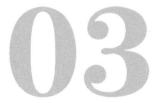

02

关于自我训练，我们要做哪些准备

03

简快+深度=疗愈

04

疗愈+静养=康复

05

曾经和你同样的人

如何使用本书

这不是一本心灵鸡汤的书，更不是催人振奋的励志书，这是一本纯粹实操的工具书。所以，你不能以读励志书或心灵鸡汤的书的心态去看这本书，而是应仔细、耐心、反复地去看，并且照着书中方法去训练。本书的价值在于实践，在于持续不断地练习。我希望你以坚定、精进的心去练习，如此我们就一定能从中获益，且越来越好。

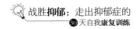
定位：

这里没有理论说教，因为理论说教对你不会有太大的帮助，也没有病理研究和诊断，因为这些东西应该属于专业学术的学者。对你而言，你需要的就是知道怎么做，照着方法去练习，你就会越来越好。这就是本书的目的。

本书分为五章。

第一章和第二章是关于这个自我训练及抑郁症的相关解答。这里的答疑会有你想关注的，相关问题也是我在心理辅导中抑郁症朋友经常会问到的，希望能解答你的一些疑问。

第三章是具体的自我康复训练方法，分为 30 天疗愈抑郁症的简快计划和深度疗愈抑郁症的行动计划，这两个部分是本书的核心。练习方法很简单，但需要你持续精进地练习。通过持续练习，你的抑郁就会获得改善。

第四章是生活中的情绪及失眠的调节方法，我们可以按照方法的指导去练习，及时地处理产生的负面情绪，并且改善自己的睡眠。

　　第五章是案例部分，他们都是曾经和你同样的人，但如今他们不仅走出了抑郁，更收获了崭新的人生。经历让他们相信一切都是最好的安排。

　　每个故事，都完全来自他们走出抑郁后的感悟与致谢。我相信他们的分享一定会给你带来鼓励和支持，希望你能从中看到这个好转过程，也对好转过程中可能遇到的问题、困难有一些基本的了解，并从中学到应对的办法。我相信，你一定会和他们一样走出抑郁，重获新生。

　　心灵鸡汤可以让心得到抚慰，心灵励志可以让心得到振奋，但对于抑郁症朋友来说，这些都是暂时的，没有经过训练的心始终是脆弱的。

要求：

　　为了你能顺利地进行这套方法的练习，并取得应有的成果，我希望你能坚持遵守以下八点要求：

　　（1）练习期间减少到网上贴吧、社区及相关平台查找抑郁等症状的内容，避免受到负面暗示及对号入座。

　　（2）练习期间，减少接触抑郁症群体。这并不是某

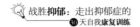

种歧视，一方面是避免相关信息交流时观念的冲突，陷入练习的误区和错误的判断；另一方面，病友之间的互助往往是有限的，无法避免会相互对照症状，有可能会造成新的症状。

（3）练习期间，不去寻找练习效果，不去寻找你所认为的"好"，不去寻找以前好的时候的状态，不去验证自己是否有进步。

（4）每天的练习都是一次新的开始，因此，不去与之前的练习情况及感觉做任何的对比。

（5）少看专业心理方面的著作，避免某种专业说法的捆绑和分别。

（6）只是一心专注做练习，"不设目的""不抱期待"。

（7）练习期间，在你没有达到一定的效果时，尽可能不去和他人探讨你正在进行的这个练习，这是一种"保护"，避免不同的观点，影响你对练习的信心。

（8）练习期间，所出现的情绪波动是一次次问题显现及释放的过程，这是成长的过程，是方法的一部分。呈现即疗愈，蜕变伴随痛苦。

一个人想要走出沙漠，到达绿洲，他首先是要走在正确的方向上，与此同时，他也必须要有基本的常识和自我保护能力，如此，才能克服困难，到达绿洲。

这个方法就是你的方向，你即将走在这条路上。我不仅要送给你这个"锦囊"方法，同时也为你开了八种"处方"，树立起八种保护，这就是以上的八点要求。你要将它们"服下"，这会增强你的抵抗力和决心，使你能顺利地到达彼岸。

这是我从事抑郁症心理指导多年来的经验总结，这将会帮助你减少不必要的障碍，你甚至每隔几天就要熟悉一下这八点要求，牢记于心，如此，你就能在正当、努力的练习下，获得应有的成长。

感谢：

我要感谢那些走出抑郁朋友的感悟分享，他们的分享包含了感谢，但更重要的是，给正处在抑郁痛苦中的人以鼓励、支持、信心和希望。我想在案例部分，你会感受到这种力量。

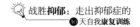
声明：

书中的部分内容会有不同形式的重复，目的是不断强化练习要领和正确的态度。这毕竟是一本注重实际训练的工具书，如果某些内容让你感到重复啰唆，请多包容，请理解作者的一片苦心。

特别提示：

本书的自助训练方法不能代替专业的心理治疗和药物治疗。

第一章

关于抑郁症，
你最想知道的事

没有谁能比你更了解你自己，
唯有你体验到的才是真理。

第一节 ╱ **抑郁症朋友**
最在乎哪些事?

1. 抑郁症能治愈吗?

从事抑郁症心理辅导多年,我听到学员问最多的就是这句话了。也许这也是你想问的,可以肯定的是,无论是什么程度的抑郁症,无论抑郁症是由什么原因造成的,都是完全可以治愈的,西方及国内有太多的临床及研究数据证明这一事实。我就是一个最好的抑郁症康复的例证,并且多年来，我也帮助了很多不同程度的抑郁症朋友走出抑郁。所以，只要是在正确方法的治疗下，抑郁症是一定可以治愈的。

2. 抑郁症的康复标准是什么，好了之后还会像以前一样吗？

在我的个案辅导中，我从不会对抑郁症的康复做某种标准或界定；相反，我认为任何对抑郁症的所谓"康复标准"，都是一种限制、划分和屏障。

好了就是好了，你自然会知道，会身有体验，这不需要任何的界定。一个食品好不好吃，你的体验自然会清楚，难道我们还要去对照某种标准吗？

当我们去界定一种"好"的概念标准时，我们就会陷入"标准"的对照、评判，而对照、评判就会容易造成焦虑、沮丧、失落等厌恶情绪。那么，我们会怎样呢？平静的心变得不平静，不平静的心会变得更不平静。

心就是这样，一旦我们界定一种"好"的标准或概念，心就会派生出与之相反的"坏"，因为我们在制造分

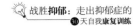
别、对立。我们会以一颗喜好、厌恶的心去思量审视。当我们的言行举止、身心状态、所作所为或是所遭境遇，不符合我们所认为的"好""标准"或"正常"时，心就会变得厌恶，厌恶的心又会不断地制造排斥、对抗，结果是越陷越深，恶性循环。犹如一潭泛起涟漪的池水，我们一边期望池水恢复平静，一边却又在不断地搅动池水，这就是很多人一直在做的。

在我的身边，就有很多的学员，起初陷入这种所谓"好"的标准，由此增添很多烦恼。君茹就是其中一位，她总是同抑郁前做对比，不断地寻找过去的感觉，或是拿网上一些"专业读本"上所描述的"好""康复"的标准来检验自己，结果会怎样呢？

君茹："当我一旦和过去比较、对照的时候，我总是能找出当下和过去的不同，然后，就会很难受、很沮丧。在我看来，现在和过去的不同都是抑郁的症状表现，一想这些，心理就是一连串的发愁、抱怨，什么时候是个头啊？什么时候才能像过去那样？我怎么会摊上这种病？

这些想法全都冒出来了，整个人一下子就变得特别忧虑、烦躁。"

我："是的，一旦你同过去所认为'好'的时候对比，你就会变得痛苦，因为，你首先就已经带着一颗评判的心、一颗'好'与'坏'的心去验证，这本身就是一种不安、不满的心理表现。当你说我要过去的那种"好"，那么你就是在拒绝你的当下，这一刻你就已经制造了烦恼。就内心的圆满而言，验证、对比是分别心的过程，而分别心就会造成冲突、对立、批判，那么心如何能平静呢？你总是会对当下感到不满意，感到失望、沮丧……你无法找到自我，虽然你不断地寻找自我，但却背道而驰。相反，当你不再继续这个寻找、对照的过程，和谐、快乐的天性自会显现。"

君茹："是的，我已经有多少次的体会了，正如您所说，我在努力地接受当下，不去和过去对比，不去寻找过去'好'的感觉，我感到心渐渐地都变得清晰了。以前，我也老是会去拿网上或一些心理学书上'好'的指标来检验自己，只要我的状态与了解到的指标不一样，我就变得

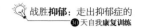
很不安，认为自己还没好。顿时，人就消沉下来了，因为，我实在是太怕抑郁症了。接下来，就会不断地甚至是不自觉地关注自己的内心变化和想法，搞得自己一团乱麻，都分不清什么是对的，什么是不对的了……"

我："我理解，我也曾被抑郁症'吓破了胆'……因此，我非常了解你的内心感受，很多人被抑郁症压得透不过气来，更有人因对抑郁症的恐惧，而深陷泥潭无法自拔。看来，有一种痛苦可以叫"被定义"的痛苦……"

对于抑郁症来说，好了，就是好了。因此，我们不必去验证、去对照、去同过去比较，一切你自会清楚。

3. 抑郁症可以自愈吗，一定要接受专业治疗吗？

从根本上讲，所有抑郁症的治愈，都是自我的疗愈，专业老师的帮助及方法，都只是给你一个正确的引领，协助你找到自己内在本就具有的能力。确切地说，所有的心理疗愈，都是自我的疗愈过程。当然，如果你不对心理做一个正确、正当的梳理，进行改变，并且，仍然像以往一样去看待生活和事物，那么，自愈是很难的。

对于抑郁症的疗愈，我认为，如果你已尝试多种努力调节，没有取得改善，那么，很可能你的方式或方法存在问题，对此，寻求专业的帮助或一种正确的方法将是非常必要的。

4. 抑郁症不治疗会不会很严重？

我们首先要清楚，我们的抑郁症发展到了什么程度。

如果是处在轻度的，并且自身还能进行一定的调节，那么，我鼓励你先尝试自我调整。经历痛苦是必然的，这是你人生的功课，是你心灵的修炼，你无法逃避，即便你选择专业的心理治疗或帮助，也同样要经历类似的心灵历练。

但如果你的抑郁症已经发展到严重影响正常生活、工作及社会功能，出现了明显的躯体症状，且无法自拔，那么，寻求专业的帮助或治疗是需要的。忍受和逃避只会令自己的抑郁情况变得更糟，并会导致症状的泛化。

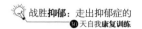
5. 抑郁症与环境有关吗，是不是换个环境会好？

环境对人的心理会造成很大程度的影响。但绝大多数爆发的抑郁症，并非纯属环境的影响，其主要原因还是患者本人的不健康心理因素。很多被患者视为重要的环境问题，在他人而言并不是一个真正的问题，那么，所谓的环境问题就很可能是患者自身问题的一种表象，一个投射的点，也许没有这个问题，还会遇到另一个问题。

我辅导过很多抑郁症学员，也有一部分学员抱怨当下所处环境的烦恼和痛苦，除一些极端的环境外，多数所谓的环境问题都非现实、客观的问题，即使改变了环境，但烦恼、痛苦又会"转移"到另一种问题上。

小研就是典型的一位，在她看来只要不和婆婆生活在一起，自己就不会有抑郁等烦恼了。她想尽办法，最后她如愿以偿，然而，没过多少日子，她又陷入烦恼，心想："找一份工作上班，就会有价值感……"百转千回，她找到一份还不错的工作，但对她而言，似乎好景总是不长，新的烦恼又产生了。她感觉坐在对面的同事总是针对自己，在言语上，经常对自己冷嘲热讽，不怀好意……她竭尽全力尝试改变各种可以让自己感到自在、轻松的环境，从辞职、旅游，到回娘家，再到换新工作……遗憾的是，她总还是会遇到一个又一个的烦恼，令其无法自拔。

我们要对自己的问题有一个清醒的认识，看似环境问题造成的抑郁等烦恼，往往都只是一种问题的表象，都只是内在那颗动荡不安的心的投射，都只是我们这颗习性心理的一种问题的"包装"。

6. 得了抑郁症要和家人说吗？

家人的理解和支持对于我们的康复是有一定帮助的，这在一定程度上可以减轻我们的心理压力。为此，我们需要在合适的情况下将自己的症状告诉家人，而不该默默忍受和羞于表达。

当然，有一种很有可能的情况是，家人无法理解我们的痛苦，也并不认为自己的情况是一种症状，随之而来的可能是"吃饱撑的、胡思乱想、钻牛角尖、庸人自扰，不去瞎想不就没事了"等各种大道理。对此，你也不要感到

失望，不要难过。要了解，没有亲身经历的人，是无法体
会其中感受的，就像我在辅导中常常对学员说："没有吃
过苦瓜的人，是没有办法体会和理解苦瓜的滋味的。"

当然，我们的治疗是必须要家人某种支持的，我们可
以搜集一些相关的资料让其了解。除此之外，不去强求，
而是积极地寻求问题的解决方法。

7. 抑郁症与性格有关系吗？得了抑郁症是不是说明这个人心眼小、没有宽容心、心胸狭窄？

简单来说，性格就是一个人相对稳定的心理、行为模
式的特点。

通俗地说，我们如何看待事物，对事物产生情绪及行
为的一种习惯性反应就是我们的性格。心理决定行为，心
理决定情绪。我们反复强调，抑郁症是一种长期负面情绪
积累的爆发，造成这种情绪积累的原因，是我们这种不健
康的心理模式，换句话说，就是我们性格的一种缺陷。

虽然抑郁症已不是一个陌生的"疾病"，但在认识上，
很多人存在一定的偏见。有些人认为，抑郁症就是"心眼

小、心胸狭窄……"造成的，并且，往往是抑郁症的家属经常这样说的。这实在是一种狭义的认识。我们如何去界定这种"心眼小"呢？有很多抑郁症朋友在生活中，被公认是一个大方、好施的人，为人谦和、替人着想，相反，被认为"心胸狭窄、自私自利……"的人，反倒"好好的"，这又如何判定呢？从我们熟知的国内影星张国荣，到美国喜剧影星罗宾·威廉姆斯，生前都有无数人敬佩和称赞。我想一个"心眼小"的人，是不可能获得如此美誉的。

"心眼小或是心胸狭窄……"，只能是一种牵强的描述。有的人炒股赔了很多钱，可以做到无所谓，但却可能因为一句话雷霆大发、彻夜难眠；有的人毫不在乎别人怎么看、怎么说自己，但却因丢了几十元钱无限自责，同样彻夜难眠；有的人面对歹徒可以镇定果敢，但看到老鼠反倒吓得心惊肉跳。

用"心眼大小……"来衡量一个人的心理健康，衡量抑郁症，实在是太片面了。无论是"心眼大小"的人都有他的执着，内心都有敏感、脆弱的角落，所以，人的心理

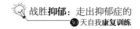
局限不应被看成是心眼小或心胸狭窄。

8. 为什么我的性格很好、很开朗也会得抑郁症呢？

我们通常说的性格好，也只是反映在某些方面，这并不能代表全面。无论一个人的性格是多么开朗、外向，也都会有他的某种执着。过度的执着就是一种不健康的心理表现，就会不断地造成情绪。情绪无法排解，就会产生情绪的连锁反应，进而泛化。当情绪的积累超出了心理负荷，就会产生种种心理问题，抑郁症、焦虑症往往就是如此。

9. 是不是性格内向的人才会得抑郁症，外向的人就不会得抑郁症呢？

用我们通常的这种所谓性格的内向与外向，来判断抑郁症是不全面的。事实上，所谓内外向性格也只是一种相对的表现。真正衡量一个人的心理健康程度，是一个人的负面情绪积累有多少，"执着心"（贪求、厌恶、敏感、多虑、多疑、急躁、完美主义……）程度的大小，而不是单纯的内向或外向性格的衡量。简单讲，一个人的情绪积累越少，执着越小，他的心理就越健康，如此，也就越会远离抑郁症。

我所辅导的抑郁症学员，有相当多的人在此之前，都是被"公认"的外向性格，但事实是他们无法自拔地陷入了抑郁中。

内向与外向的人都有执着心，如果执着心的膨胀超出了一个人的心理负荷，那就会爆发抑郁、焦虑等症状。

面对这些，
医生也难以回答

1. 抑郁症是不是一种命，算命的说我会有一场灾祸？

我们总是会为自己的抑郁找到各种原因，甚至是迷信于某种力量，算命就是其中之一。

形式上的求神拜佛，一次次地许愿："保佑我……我就会做……"我们真的是信仰神明吗？我们是在做交易。虔诚的信仰应是慈悲、是爱，是无条件的。

　　无论是释迦牟尼、耶稣、穆罕默德……我们可以认为，诸神皆是"自然法则"的代表，体现了自然法则的特质。自然法则无须条件交换，它所教导的是，让我们遵从自然法则而活，这就是诸神的教导。

　　没有什么外来神力、某种力量控制我们的生命，一切皆由我们这颗心而造。只要心向法则，人生处处是安乐。反之，也会遭到法则的惩罚。福祸无门，唯人自招，一切的因果，都是自己造。

　　有些人相信某种占卜、算命……令一些人更加深信不疑的是，某种"算命"的说法，似乎在生活中应验了，他们并不了解这并不是"算命大师"具有神通。简单来说，这只能算是一种心理暗示的结果，或是一种因缘聚合，因果的力量来自我们自己。

　　当抑郁症同算命大师的某种说法联系在一起时，似乎找到了问题的原因，但却歪曲了事实。我们也许会从中获得某种安慰，但这是暂时的，你对眼前世界的反应，你所产生的情绪反应，完全来自你的心。我们人生的境遇，喜、怒、哀、乐……皆是我们内心的造作和显

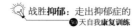
现而已。

2. 如果在生活中没有遇到或发生这个事情，是不是我就不会得抑郁症了？

除了创伤性事件外，抑郁症往往是一种长期负面情绪积累的爆发。当情绪的积累超出人的心理荷载时，就会在生活中的某个方面撕开口子，不是这个"甲"，就可能是那个"乙、丙、丁"，这一切更多的只是诱因，一个导火索。

所以，不要执着这些表象问题，要看清抑郁症的本质，我们要做的是不断地改变这颗容易造成情绪、积累情绪的心，改变这种不健康的心理模式，而不是一味地纠缠于看似造成抑郁的表象问题。当心安定了，我们会发现，看似造成我们抑郁的问题，往往变得不再是问题，自然放下了。

3. 抑郁症会一下子好起来吗，有没有一下子就能治好抑郁症的方法？

每一位抑郁症朋友都希望一觉醒来如梦方醒，希望某种方式、方法让自己一下子就好了，在我患抑郁症期间又何尝不是呢？因此，我非常理解这种心情。希望是好的，但我们还是要理性、客观地看待自己的问题。幽香倾心的梅花看似一下子盛开，但却是经过寒冷冬季的锤炼才得以绽放；锋利的宝剑，没有经过千锤百炼，又怎能锻造而成。

对于普遍性的抑郁症疗愈而言，就是心理的改变过程。我们唯有脚踏实地、勇敢地面对，沉下心来，去修炼这颗心，才能得以治愈。不要寄望于捷径，更不要寄望于某种灵丹妙药让我们一下就脱离痛苦。要清楚，成长道路无捷径。

4. 转移注意力可以治好抑郁症吗？

转移注意力对于某些产生的情绪会有一定的疏解，但这是对问题的回避做法。对抑郁症而言，更是无法通过转移注意力的方式治好。

第三节

拿什么拯救你，
我的抑郁症朋友

1. 旅行可以改善抑郁症吗？

任何一种在你认为可以给你带来好心情的方式，只要是不伤害他人，不违背社会公德的，你都可以去尝试、体验。如果你认为旅行可以给你带来心情的放松和改善，那你就行动起来。但你旅行的目的，不应只是纯粹的一种改善抑郁的方法，如此就会造成执着，你只会不断地关注自己的心情有没有改善，令自己陷入新的批判和纠缠中。

旅行自然很好，这必然可以舒缓心情，获得某种启发。但前提是，不要带着某种目的，只当散散心，换个环境，不贪求什么，如此，结果自会是好的。

2. 抑郁症患者需要注意什么，应该做哪些有益的事情?

对于抑郁症朋友来说，适当约束和注意是非常必要的，这可以避免一些不必要的烦恼。这里我提出几点建议：

（1）尽可能减少甚至停止到网上去了解抑郁症等相关的症状，因为你很有可能会无法控制地对号入座，你会受到很多负面的暗示，这会导致你更加紧张、惶恐。虽然，你可能会了解到一些有用的东西，但是带给你更多的是负面影响。这并不是批判网上关于抑郁的内容，而是由于你当前不具有一颗平稳的心、一颗良好防御能力的心，所以，你做不到合理、客观、正确地评判。

（2）减少与同处在抑郁症状中的病友接触，虽然彼此可以得到鼓励和支持，相互倾诉，但最终无法获得真正的益处。彼此都是迷路的人，如何给予对方正确的指引呢?

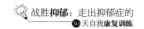

这只会造成彼此情绪的"传染"。

（3）尽可能迫使自己动起来，多参加一些有益的社会活动，做一些自己能做的事情，不求结果，只是简单去做。你不想动，不愿与人接触，不愿做任何事情，这会让你更加消沉。因此，你要在可承受的范围下强迫自己动起来，至少，你要在力所能及的范围下，保持每天规律的室外运动，这一点很重要。

（4）向亲人或朋友倾诉自己的烦恼是好的，但你不要期望对方能理解你的感受，没有吃过苦瓜的人，你如何让他了解其中的苦涩呢？

（5）看心理相关的书籍是好的，但对于抑郁症朋友而言，并不是多多益善，应该有所选择。凡是引起你思想混乱或纠结的内容，你都应该将它略过，不要陷入纠缠。相反，对于能够给予自己启发或是共鸣的书，你可以重复地温习体会，保持平常心，那么你会有更多的获益。值得一提的是，过于专业的心理学著作，在我看来，对于处在抑郁阶段的朋友来说，暂不适合，原因是我们很有可能将自己的问题，不断地划分、对照，这会让你陷入混乱。

（6）在饮食上，多吃清淡的食品是好的，这有助于肠胃功能的消化和吸收，会减轻身体的沉重感。身体的沉重感减轻，我们的负面情绪也自然会有所改善。

（7）保持规律的生活作息是需要的，你不该让自己变成个"夜猫子"，也不能放任自己变成个"小懒猪"。规律的生活作息，对人的身心包括整个内在系统，有着非常重要的积极作用。因此，晚上 11 点前，在没有特殊情况下，你要卧床休息，但不必强迫自己入睡，顺其自然。早上尽可能在 7 点前起床，做你需要做或是力所能及的事情。

（8）给自己每天的生活做一个合理安排，做事情，动起来，渐渐地你的情绪就会被调动起来，坚持进行，生活也会给你启发。从另外一个方面来说，当你投入一件身体力行的事情时，你便没有太多精力胡思乱想，也会削弱你对负面情绪的关注和体验，反之，就会容易陷入在自己的情绪里，越陷越深。

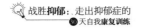
3. 抑郁症都有哪些表现?

抑郁症的症状有许多种表现。当然，我们可以就常见的临床症状来了解一下，于你而言仅仅是了解，不要擅自给自己贴标签。

（1）心境层面：患者出现持久的情绪低落，忧郁惶恐、痛不欲生、兴趣减退、悲观厌世、生活信心减退，常常感到无用感、无价值感、无助感及过分自我谴责……

（2）思维层面：思维闭塞、反应迟钝，觉得"脑子像糨糊""头顶像顶了个盖子""头像被东西缠着""缩着""卡着"等，寡言少语、交流困难……

（3）意志活动层面：自我封闭、生活被动消沉、不想做事、不愿与人接触、疏懒、疏远亲友、回避社交活动……

（4）认知功能层面：注意力集中困难、记忆力减退、敏感多虑、协调能力减退、凡事总往坏处想、思维消极……

（5）躯体症状层面：伴有睡眠障碍，疲惫乏力、食欲减退、消化系统紊乱、体重变化，身体某些部分的不适感，如胸闷、气短、心慌、心悸、头痛、头晕、耳鸣、脑鸣、喉咙塞堵、肩痛、背痛等一系列躯体不适感。

以上的症状列举，仅仅是对抑郁症有一个简单了解，但这并不代表，有以上的部分表现就是抑郁症。对于平常人而言，因生活压力而造成的焦虑或忧郁情绪，也可能会出现以上的状况，但只要不是持久性的并且没有严重地影响正常生活和工作，那就是"普遍性"的或者说是"正常"范围内的一种表现，它会随着时间及对生活的投入逐渐消失的。

4. 抑郁症患者的家属需要做些什么？

家人给予抑郁症患者一定的理解和支持是非常必要的，这有助于患者建立起生活的信心和希望，有助于患者走出抑郁。我认为，抑郁症状的严重程度只是一个小方面，重要的是患者一定要有信心和希望，反之，一切都将变得困难重重。

家人的理解和支持，不应仅在道理方面。要知道，患者本人懂的道理并不比你少，但这就是抑郁症，患者无法做到，所以，一味地思想开导，有时反而会让患者产生挫

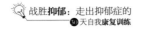
败感。

对抑郁症朋友的有效帮助，在我看来家属需要做以下七点：

（1）帮助患者建立一个可实施的行动计划，最大限度地调动患者的行动和参与，如运动、旅游等，做简单而又容易完成的事情。只要患者不是强烈抗拒的、厌烦的，并且是积极、正面的，那么都可以引导患者行动起来。

（2）帮助患者建立规律的生活作息，尤其是入睡、起床方面尽可能形成一种规律，避免患者大量时间赖在床上，否则，只会让患者变得愈加消沉。

（3）尽可能地给患者保持清淡的饮食，这有助于患者的消化。除此之外，也要保持一种规律的用餐习惯，即便患者没有胃口，不想吃，也要鼓励其进食。

（4）家人要最大限度地陪同或参与到患者的行动计划中，不断地勉励和督促患者，以便患者持续地坚持。

（5）减少接触喧嚣及复杂的社会环境，保持简单、松弛的环境，可减少患者的触景联想及分别心。

（6）即便是简单的行动计划，对抑郁症朋友而言，起初都可能是一件困难的事情，这就是抑郁症的系列反应，正是需要去克服的。因此，要最大限度地鼓励、鞭策患者坚持行动计划。

（7）鼓励患者积极寻求专业的心理治疗（疏导）。当然，也可以鼓励患者严格按照本书中的自我训练勤奋练习。

5. 得了抑郁症是否需要辞职、休学在家或是找一个专门的地方进行治疗？

如果我们的抑郁症状已让自己无法适应当前的工作或学习，甚至会增加自己的痛苦，那么，我们可以考虑暂时减少或回避与这种环境的接触。但这并不意味着一定要辞职或是休学，我们可以先尝试请假，或是其他一种不会造成太大变化或影响的方式。

在此期间，我们可以依自身治疗的改善情况，或是在专业老师的建议下，再做安排，这样是很妥当的。

除非我们正在进行的治疗，是需要长期住院或长期封闭学习等形式的，除此之外，在我看来，没有必要一定要

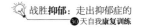

辞职、休学。

如果我们所产生的症状在可承受范围内，或者是并没有达到严重的影响程度，那么，我鼓励你一边进行治疗或自我调整，一边进行你所应尽的本职。我认为伴随生活的治疗或调整往往效果是更好的。我们的问题往往就是出现在生活中的方方面面，此时出现的问题，往往正是需要我们积极面对和处理的。进一步来说，它是我们的成长助缘。

6. 抑郁症患者是不是应该强迫自己多走出去、多接触人、多运动或是做一些事情？

对抑郁症朋友而言，封闭自己只会加剧抑郁的情绪，会越陷越深。因此，多出去走动、接触外界或是专注去做一些力所能及的事情，对改善抑郁的症状是非常有帮助的。但对于处在比较严重程度的抑郁症朋友来说，走出去、接触外界……就可能是非常困难的事情了。这种情况下，不应过分地强迫或是要求抑郁症患者做些什么，避免造成更大的挫败和绝望感。

　　如果抑郁症患者无法保持基本的生活状态，且严重影响生活秩序，那么，首先考虑的是积极寻求专业的治疗，而不是一味地强迫抑郁症患者做些什么。

第二章

关于自我训练，
我们要做哪些准备

无论我们正经历什么样的痛
苦，这一切都会过去。

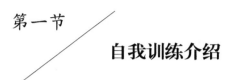

第一节

自我训练介绍

1. 在抑郁中燃烧，在燃烧中蜕变。

黄金只有经过燃烧才能变得至纯，生命只有经过历练才能变得坚韧。

虽然抑郁让我经历了人间炼狱的痛苦，但也由此使我的人生得到蜕变。现在，回首过去所经历的一切，我心怀感恩。

曾经的我以为想通了，如果当上了企业家，怎样避免不被小人算计，我的心结就打开了；曾经的我以为想通了，如何言行举止、为人处事，才会完美无缺，我的心结就打开了；曾经的我以为想通了，什么叫一心不可二用，为什么人在看电视的同时，还可以吃东西？为什么……会不会……如果……我的心结就打开了。

我以为当我确认，煤气阀门关好了，我就心安了；我以为当我确认，房门锁好了，我就心安了；我以为当我确认，火车不会出轨，我就心安了；我以为当我确认，走在背后的人不会突然袭击我，我就心安了；我以为当我确认，卖水果、卖肉的人，不会突然失去理智拿刀杀人，我就心安了；我还以为当我确认，自己不会突然失去理智强奸幼童，不会去掀女人的裙子，我就心安了……

那时候的我，真是有太多的"以为"，可谓是无奇不有，无所不在。总之，我是拼命地去想，怎样消除生活中自己所想到的一切"不好"；结果，就这样陷入了一个又一个的迷雾中，反复挣扎，却不知这都是我的强迫症状。

抑郁在当时更是如影随形。也许是抑郁太久了，导致

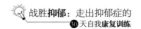
我都不知道什么是快乐了，整个人感觉与世界是隔离的，仿佛生活在虚幻中。人变得极度的消极颓废，慵懒不堪，而且还异常敏感，如同行尸走肉，每天只想赖在床上，什么事都不想做，感觉自己什么都做不好，毫无价值，不愿和任何人接触。

任何细微的变化都可能会给我造成不安和害怕：发现枕头上有头发，就担心是某种疾病的预兆，担心头发会掉光了；看到"4"或"7"的数字，就会想"是不是要死了，是不是噩运要来了"。

虽然每天都只想躺在床上逃避现实，但痛苦并没有因此而减少，头脑仍然在高速运转中，充满了忧郁、绝望，除了想到"人活得没意思""世界很凄凉"外，想不到任何的"好"。再就是想，自己要怎么个"死"法。很想一死了之，但又很怕死，内心纠结、拧巴。

无论身处何种环境，都充满焦虑不安；无论再搞笑的喜剧，对自己而言，也不再有好笑的感觉；无论再有意思的事儿，也变得完全没有兴趣，感觉自己丧失了开心的能力。

心变得异常敏感，听到或看到不好的东西，就会浮想联翩。当时特别害怕自己会变成"精神病"，总是控制不住去网上查"精神分裂"的症状，越看越害怕，越是会去拿自己对照，结果是了解得越多害怕得越多。最要命的是，很多抑郁、强迫的症状，本来没有，之后却变成自己的了。

神经症患者的内心都是非常脆弱的，任何信息都可能造成强大的负面暗示，我对此深有体会。我曾一度不敢上网、看电视、看各种书刊，因为我只会看到不好的东西，如果看到有关"精神"的字眼，就会想到"精神病"，陷入极度的恐慌中。

对我而言，网络的毒害远远大于受益。对比网上那些"抑郁症是精神的癌症""强迫症是精神的癌症"的文章，我想："我彻底完蛋了，抑郁症、强迫症我都有，岂不是无药可救了？！"

精神的折磨已然让人崩溃，加上躯体的症状，那种滋味无以言表。抑郁期间，我感觉从来没有真正睡着过，即便睡着了也感觉在焦虑、担忧中。脑袋感觉像蒙上了纱布

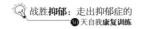
一样，有时又像戴了个模具。眼眶总感觉充满雾水，看东西很模糊。不仅如此，胸口、腰椎、肠胃都出现了不同程度的症状。尤其是胸口，就像压着一块大石头，非常沉重。每当焦虑、恐惧加剧时，心跳得异常快速，感觉马上就要窒息掉。

那段经历真是刻骨铭心，但现在来看，这一切都是我所需要修的生命课题。过去的种种苦难虽让自己痛不欲生，但却由此净化了我的心灵，这一切值得！

我确信，老天对每一个人都是公平的，当给你苦难时，也必会赐给你恩泽，赐给你生机，甚至更多。感谢过去！感谢生命！

2. 心理学"那点事"。

心理学作为一门独立的学科领域开始于 1879 年，在这之前心理学一直是属于哲学范畴。人类对哲学的研究则可以追溯到中国、埃及、希腊和印度等古代文明。其中最具代表的研究当属中国的《黄帝内经》，还有儒家文化、道家文化以及佛教文化。

相比之下，心理学还只是后起之秀，尽管如此，从始建之初到现在，所发展出来的认知心理学、精神分析学、行为心理学、神经心理学及人本主义心理学等学派体系，为人类的科技进步和生活品质的提升，做出了巨大贡献。

中国古代先哲认为人的性情思想是由一定的器官承担的，并且其活动会在器官上反映出来，如《黄帝内经》的"神形合一""形神相印"等思想在涉及医学心理的著作中已有广泛阐述和应用。由此，不难了解为什么抑郁、焦虑的人会伴有躯体的症状。

西方医学研究表明，人体70%以上的疾病，是由人的性情和心理因素所致，这一点也印证了《黄帝内经》的主体理论。在临床上，除了给患者采用先进的医疗技术外，更会配有专业的心理干预，可谓是身心并治，这在一定程度上，继承了《黄帝内经》的思想。

现在有些医疗更多是处于"头痛医头，脚痛医脚"的功夫，没有继承老祖宗留给我们的衣钵，有时不禁感慨"外来的和尚会念经"。但我相信，只有我们国人才能将其真正地发扬光大，我相信这一天很快到来。

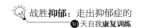
精神分析学是好的，认知心理学、行为心理学也都是好的，在心理咨询中，各自都发挥了显著疗效。

神经症往往不是由一个点、一个因素造成，而是多个点汇聚而成的面，定点消除法实在是漫长的过程。甚至一个点有时还要探究很长时间，即便心理咨询师有耐心，患者也没了信心。

很多患者的症状看似由生活中的一个因素引发，然而这可能只是一个导火索，要清楚的是，没有这个甲，也会有那个乙、丙、丁。

只有对"精神分析法"纯熟地掌握并有扎实的临床经验，才能发挥它的疗效。但有的心理咨询师仅处在一个粗浅的层面，便以为透析了整个"森林"，揭开了患者的伤口，却没有让伤口愈合。

相比而言，森田疗法更显得卓有成效。森田疗法创始人森田正马是位名副其实的实践家，从一名神经症患者蜕变为心理学大师，期间经历的磨难及对真知的坚持探索，铸就了他的伟大。就生命的意义而言，他的实事求是和奉献精神值得我们所有人学习。

森田疗法很好地秉承了禅宗和道家"顺其自然、无为而治"的思想，无数神经症患者从中受益，我也是其中一位。但如果森田先生能在他的体系中，为神经症患者指出生活中更容易上手的训练方法，那就锦上添花了。

任何不足之处都有弥补的方法，我们接下来即将学习的这项自我训练，就是切实、具体落实在生活中的操练方法。

3. 自我训练是怎么来的?

在我抑郁期间，我几乎尝试过所了解到的各派心理疗法，以及多种抗抑郁药物，用"药罐子"形容当时的我一点都不为过，但结果总是失望多于希望。但现在回头来看，当时的求医过程也并不都是毫无意义的。

生命本身的力量远远超出我们的想象，尽管多少次跌入谷底，多少次劳而无获、心灰意冷，但仿佛内在总有一缕光明在指引你前行，告诉你不要放弃。一次，我暗自下定决心，自我拯救，我想"与其坐以待毙，不如行动起来，自己寻找出路，最坏也不过现在这样……"我开始大量翻阅、研习各类心理卷宗和书籍，并依照上面的一些方法进行操练，然而这个过程并不是那么的一帆风顺，可谓是步履维艰。有的方法练习了很久，却毫无起色，有的方法甚至加剧我的恐惧和害怕。

在跌跌撞撞中，心里一直是没着没落。每当痛苦难忍时，便加大服药剂量，待缓解之后，再慢慢减下来。虽然我深知药物无法根本疗愈我的心灵，但在当时的处境，却是我唯一的选择。

求知路上，无数次遭遇挫败，有怀疑、有绝望，也很多次想放弃，但庆幸的是，最后我还是坚持了下来。我要感谢《奇迹课程》和《生命的重建》这两本书，在我生命最关键时刻降临，照亮了我的前方。

这两本书可以说是我人生非常重要的分水岭。书中的理念和练习，极大地鼓舞了我。我依照书中的方法持续练习，虽然期间也经常动摇和怀疑；每当动摇和怀疑的时候，我就用"露易丝·海"的话鼓励自己。一段时间后，我发觉自己的症状得到了明显的改善。这种收获，对我当时已是莫大惊喜。

可是好景不长，自己的症状并没有因持续练习变得越练越好，而是停滞不前。反复体会研究，我意识到书中有些练习并不完全针对自己的症状，不具有明确的指向性。抱着尝试的态度，我针对自己的症状和感受进行调整，尤其对《生命的重建》类似"誓言"一样的练习句子，我重新设计，并加以练习。

心理学上有种名词叫"孕妇效应"，意指人的心理投射，当一个女人怀孕之后，在生活中就很容易看到孕妇，当一个人开了奔驰之后就很容易看到奔驰……受《奇迹课程》和《生命的重建》影响，我更多地会去关注、接触相同理念的书本，这为我的信心打下了坚实的基础，极大地丰富了我的经验。特别是在"誓言"的设计和练习上，显得更加成熟，更具针对性。

很多患者会接触到"森田疗法"，我也是其中一位。总体而言，还是受益颇多。沿着森田的思路，我开始参学"儒、释、道"的文化和思想。这个过程，便是我人生的蜕变旅程。

当我接触到内观禅（正念认知疗法）的体系之后，便

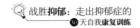
放下了起初的静坐练习，每天都坚持大量地练习内观从不懈怠，其他时间练习"誓言"，做自我催眠或冥想。每周我都会挤出时间，到新华书店阅览心理学及有关"儒、释、道"方面的著作。

在系统学习三个月后的一天晚上，我正在新华书店看书，突然感觉一股暖流涌遍全身，整个人从头到脚一下子松开了。我感觉长久以来，扣在头上的东西一下子没了，思维也清晰了，眼睛也变得明亮了。

回来的路上天上虽飘落着阴雨，但对我来说是那么的平静与柔润，这种感觉在爆发抑郁症之前都从未有过。心变得像黎明时山中的湖水一样静谧，周遭人和物也是那么的和谐与自然。感觉心静得可以倒映出周遭的一景一物，仿佛细看的人可以澈见它的深处，整个人完全融入了这种平和、宁静与安详，我知道这就是我的重生之刻。

感恩填满我的内心，爱布满我的胸膛，我所想到的就是回报。我知道还有很多和我同样的人仍在痛苦中，没有找到出路。我暗自立誓，投入心理救助这个伟大事业，将我的经验、体会和心得，分享出来。

但摆在我面前的现实问题是，我如何有效、更好地帮助那些抑郁的人。虽然我有很多体会和心得，虽然我也探索出很好的疗愈方法，但五花八门，不成体系。而且自己涉猎太多的理论思想，因此，没有办法在较短时间内鲜明具体地输出。我深知患者的耐心是有限的。再就是，我们国人还是习惯论资排辈的，纵然你有丰富的经验和经历，但你不是专业出身也还是会引人质疑的。

反复思量，我决定先开始进修心理学。我先是在重庆参加多种心理学流派的学习，辗转北京之后，又潜习于中科院心理研究所心理咨询与心理治疗专业，然后圆满毕业。这期间，我已陆续接触个案，患者的反馈都还是不错的，但我认为并不是最理想的。

为完善自己，每年我都会参加两次内观禅修，持续三年，从未间断。经过长期反复磨合、实践，终于如愿以偿，这个训练体系成型了，由誓言法和观息法构成。事实证明，这套训练体系的效果是非常显著的。一些经由这套训练方法走出心理困扰的朋友，对我表示："感觉自己过去仿佛一场梦境，不敢相信自己的如此改变，心灵的如此改变，甚至是性格的如此改变。"这就是这套训练方法，实践出真知。

4. 自我训练是怎么回事？

自我训练是一门集正念认知疗法、森田疗法、积极心理学之长，贯彻儒、释、道思想的心灵成长体系。它不唯书，只为理，注重生活实践。

这套训练方法的源头、本质，绝不限于心理疾病的愈合，这实在太小了。"它"是关乎自然与生命的道法。我认为任何文字、言语，都无法形容"它"的圆满和奥妙。这套训练方法只不过是这浩瀚大海中的一碗水，也只不过是我的经验积累，针对"神经症"（抑郁症、焦虑症、强迫症、恐惧症）所进行的适当整合而已。

所有的智者都告诉我们："要了解自己。"唯有真正地了解自己，才能解决自己的烦恼。智者们不是只给我们提出一个概念，而是非常务实地指出了道路。当我们从了解自身的本质着手，烦恼、痛苦或是关乎这个世界的种种问题，就一个一个地解开了。

人是自然界的一部分，是从来都不能分开的。虽然人在大自然界面前非常渺小，但人和大自然界运行的道法却是紧密的、相通的。诚如智者老子所指："人法地，地法天，天法道，道法自然。"

如何了解自己？唯有从了解自身的本质着手。如何了解世界？也唯有从了解自身的本质着手。

那么，如何了解自身的本质？先从了解身体开始。如何了解身体呢？先从了解身体感受开始。如何了解身体感受？先从了解身体局部感受开始。那么，又如何了解身体局部感受呢？从观察呼吸开始。呼吸里有大智慧，呼吸里有大科学。这就是自我训练体系中的"观息法"。

"呼吸"，观察呼吸，当我们持续地观察呼吸，心结一个又一个被打开了，痛苦一个又一个被化解了，头脑清醒了，习性的心改变了。

世间一切科技的发明创造都是来自人对自身、对自然的观察及思考，简言之，我们眼前世界的科技文明，皆来自心念的创造。我们不妨体会一下智者所说的"相由心生，境由心造"这句话。

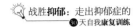

"誓言法"的原理是什么呢？我们有必要先了解一下思想和人生的关系。

人的大脑是一部非常精密的系统。从心理学的角度看，它的运行原理类似电脑。我们知道电脑显示屏，所呈现出的画面、景象、声音、文字，皆来自系统载入的一系列数据。所有电脑在出厂前只是一具硬件的躯壳，唯有后期，我们在硬盘装入系统之后，才能为我们所用。进一步来说，为硬盘装入什么样的系统，显示屏就会呈现出什么样的内容，人也是相似的，我们当下的人生境遇也如同电脑的显示屏，所呈现的景象，皆来自潜意识思想的投射。

人在出生时，大脑如同一张白纸。我们现有的思想系统（价值观、身份认同、信条、辨别等等），只不过是后天成长中，受家庭环境、教育方式、社会环境、习俗等因素的塑造而已。

我们怎样看待事物，就会有怎样的感受。而我们看待事物的方式，也只是取决于潜意识承载的思想系统（模式）。

物理学上有一条"中和法则"，大体是指："当出现负方时，如果输入与之对应的正，便能发生中和的作用，反之亦然。"在思想领域也是同样。美国心理创伤协会的心理专家们，对人的思想研究发现："当一个人出现消极负面想法时，可以输入与之对应的积极正面思想，便可以发生中和作用，人的心理就会获得平静，取而代之的是积极正面的新思想。"

现在的我们是怎样的呢？对事物的看法，是持有更多的积极和正面吗？对当前的人生境遇，是怀有更多的满足和喜悦吗？……如果相反，请改变你的思想。当我们以"誓言法"的练习，持续不断地依照人的自然禀赋，输入正面的思想，潜意识的思想系统（模式）就会改变，变得正面、光明。当我们的思想改变了，我们的人生也就改变了。

练习，持续练习，坚持练习，除了练习就是练习，不去哲理探讨，拒绝纸上谈兵，这就是这套自我训练方法的宗旨。只要怀着一颗简单的初心坚持练习，生命之光就会得以绽放。

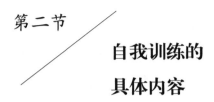

第二节

自我训练的
具体内容

自我训练是针对潜意识改变和净化内心的综合训练方法，它不是理论说教的东西，而是实用、简单的操练方法。自我训练由两种基础方法组成，分别是观息法和誓言法。这两种方法相互结合、互相促进其改变更快、更直接，这就是注重实践的自我训练方法。

1. 观息法

观息法是借由观察呼吸，培养觉知和平等心，进而去除心的习性模式，达到心的净化。

持续观察呼吸，心就会平静下来，稳定的心变得纯洁，自然会达到痛苦的解脱。

呼吸是一个人人皆拥有且可专注的对象。呼吸是生命的基础，观察呼吸，不仅加深对生命本身的认识，还会让心变得稳定、敏锐和专注。

观息法是一种非常科学方法，是普遍通用的自然法则。在西方国家里，观息法已经成为都市人心灵成长及治疗的主要方法。

观息法练习的益处：

（1）呼吸的品质代表着生命的品质，呼吸伴随着生命的开始和结束，呼和吸称为"息"。

（2）观察呼吸是静心、修心的过程，养生之道在于养心，观息的过程就是养心。中医上讲"心定则气和，气和则血顺"。

（3）情绪直接影响呼吸，仔细观察一下自己的喜、

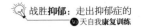
怒、哀、乐，每一种情绪状态下的呼吸都是不同的，可见呼吸的节奏与思想、情绪紧密关联。《黄帝内经》讲"百病气为先"，所以情绪决定健康。

（4）观察呼吸是对生命存在的最真实体验。持续观察，可以让身心进行自动整合，静到深处，生命的本真就会自动显现。

（5）练习观察呼吸是当下的入微的过程。身心不断地进入更细微的境界，身体就会越来越流畅、轻柔、敏锐、有活力，内心也越来越宁静和喜悦。

心理学上讲，专注于呼吸是身心一体的练习，可以让分离已久的身心开始融合，消除内在思想的对抗，回归本真的自我。

从医学上讲，呼吸、心跳、肠胃蠕动是受自律神经也就是自主神经的控制，专注于呼吸的训练可以修复高级神经系统，这是其他任何医学手段、药品或补品不能达到的。

自我训练的观息法精髓是，透过观察呼吸去除一切的内心杂念，达到心灵的净化，拥有平衡、平稳的心。

2. 誓言法

日本某大学曾发明了"以音消音法"。这种方法是针对噪音而发出抵制的声音，从而成功让电话周围保持安静。具体的方法是，测出声音所具有的波形，然后通过放音设备向它发出具有逆向波形的声音，这样就能消除杂音。这项技术曾被物理学界誉为重大发现。多年后，美国心理创伤协会的心理专家，在对人的思想研究中获得了一个同样的发现。研究表明，当一个人出现消极、负面想法时，可以输入与之对应积极正面的思想，便可以发生中和作用，人的心理就会获得平静，取而代之的是积极正面的思想。这种方法在美国众多的心理行业中，已被广泛运用。已有不计其数的心理疾病患者，通过这种方法完全康复。

自我训练的"誓言法"，正是这种改变我们消极、负面思想的方法。该方法是运用思想中和原理，通过有针对性地植入积极思想，替换掉潜意识里阻碍我们人格健康的消极思想（抑郁、焦虑、强迫、恐惧等），使我们潜意识充满积极、乐观、和谐的思想信念。

第三节

训练期间的
效果问题

1. 自我训练做得少也会有效果吗？

一分耕耘，一分收获，自我训练也是如此。但从另外一个方面来说，既然决定去练习，为何不尽可能多地勤奋练习呢？也许你是抱着一个尝试的心态，即便如此，我们也应该全力尝试，唯有全力以赴，才能一探究竟，蜻蜓点水永远都只能是失败。

2. 自我训练期间可以中断吗，如果中断了怎么办？

唯有持续、勤奋地练习才会达到这套自我训练方法的最好效果，就像水的沸腾是一个持续加热的过程。当然，如果因特殊情况，偶尔中断两三天，这不会造成大的影响，只要接下来继续勤奋练习就好了。相反，如果是经常中断，且一中断就是很多天，就很难获得这套方法应有的成果。从另一个方面来说，我们的信心及决心也会容易因中断而消磨，没有了信心、决心，我们无法成就任何事情，这套方法更是如此。

3. 为什么自我训练期间有时有效果，有时没效果，并且时而反复，感觉像是被打回原形，甚至比以前更严重了？

在自我训练期间，我们必然会经历一次次的风暴，一次次的起伏波动。这是我们必然会经历的，所有的人都会如此，换句话说，我们的每一次成长往往是伴随着这种起伏波动的。从另一个方面来说，每一次"痛苦"的出现，

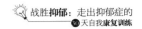
也许它还是旧有的内容，也许又换了新的内容，但这都是内在情结、内在积累情绪一次次的释放过程。

我们不必纠缠于让我们"痛苦"的内容，不管它是什么内容，看上去是多么紧迫、特别、重要……我们都不需要把精力耗费在这个内容上，这并不是我们的真正问题，这只是一种表面问题。

我们持续地练习，就是不断深入内心的过程。内心深处的情结与积累，将被层层地剥离出来。当然，这个过程是痛苦的，就像手术刀切开脓疮，脓疮被切开及脓血渗透出，过程是痛苦的，但这却是疗愈的过程，我们必须要面对这个过程。这个过程没有麻药，没有捷径，我们必须一一面对这个过程。每一次风暴的降临，都是内心深层的一次释放过程；每一次风暴经历过后，内心都会获得历练，获得成长。这就是自我训练的疗愈过程。

也许在某个阶段我们的情绪波动很强烈，甚至像打回原形或是比以前更猛烈。但只要我们是在正确地练习，按照练习的要求做，那就不必过分担心，随着练习的持续进行，这种状况会逐渐减弱，最后一定会消失的。练习期间所出现的波澜起伏就是一次又一次的释放过程，"呈现即是疗愈"，这是心灵疗愈的核心法则。

4. 自我训练有些效果，但好得不彻底怎么办？

如果我们的练习，尚未让自己达到最好的状态，但已经取得效果的话，那么我们就该持之以恒地保持练习，直到自己达到平稳的状态。在这个过程中，我们要时常检验自己是否严格按照要求练习，并且需要从始至终都以平等心为准则。

5. 自我训练中，没有办法做到不贪求效果，还会有不好的想法及感受，该怎么办？

这是一个逐渐的成长过程，虽然我们还做不到不贪求，还会有不好的想法及感受，但至少在认识上我们要了解这一点，并且在练习过程中时常提醒自己以平常心态练习，这样我们就不会容易因急功近利而产生急躁和执着。如此，我们就能顺利平稳地进步。

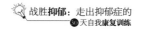
6. 自我训练做多了会有坏处吗？

一个人越具有平常心，越是能保持内心的平静，那这个人就能享有更多的幸福和自在。自我训练就是这种不断培养我们这种心态的方法，所以，这套方法持续或是更多的练习只会让我们越来越好。当然必须强调，这是通过持续练习自然而然会达到的结果，我们绝不能带着一种目的心、一种执着心去练习这套方法。

7. 自我训练期间为什么时好时坏的，会不会倒退了或严重了？

练习期间往往会伴随着情绪的起伏，这种变化对我们而言，看似时好时坏，但这就是疗愈的过程。每一次的波动，都是内在的一次释放，换句话说，我们的成长就是在这种起伏波动中不断突破和磨砺出来的。所以，只要我们按照练习的要求正确练习，我们就是在不断地前进中，我们所经历的一次次痛苦，都是内在的一次释放，一次清理，都将推动我们更接近光明的目标。所以，我们不会倒退，更不会严重，相反这是进步，是黎明前的黑夜，是好的。

8. 自我训练期间是不是会感到越来越好？

只要我们正确地持续练习，那么从整体练习的结果来说必然是越来越好的状态，但这种好的表现不能单纯地以某个时期或某些天来评判，并且也不能单纯地以某个方面的改善程度来衡量，我们必须从整体、全面的情况来评判。

9. 自我训练的结果是什么，好了之后还可以继续练习吗？

这套自我训练方法的练习结果，不只是为了消除抑郁、焦虑等症状，而是不断地培养平常心，一颗不纠缠、不执着的心；可以让我们面对生活的盛衰起伏，潮起潮落，能以顺其自然的心态面对，不会再像过去那样不断地打结、纠缠。当我们越具有平常心，生活中就越会拥有快乐和自在。

我辅导的很多走出抑郁症的学员，在生活中，他们仍然根据每天的时间情况，继续保持着练习。原因很简单，他们实际体会到这套方法给他们带来的改变。因此，为了让自己在未来的生活中，能不断地并且更好地活好当下，他们需要继续修炼这颗心，一颗越来越茁壮的平常心。所以，我鼓励你，并且也希望你能一直练习这套方法，我们的身和心会越来越和谐、健康，生活也会越来越好。

第四节

适用人群及禁忌

1. 自我训练适用于每一个抑郁症的人吗?

从成长方面来说,自我训练是心灵成长的方法,是一种溯本正源的修心方法。即便是平常人依此方法练习,心灵也都会不断获得提升,会拥有更积极、乐观、淡定的心态。所以,对于普遍性的抑郁症朋友来说,都可以采用这套方法进行训练,并且在持续、勤奋的练习下获得很好的益处。

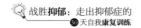
人类的心理虽有各种各样的表现，但心理是共通的。无论是亚洲人的痛苦、欧洲人的痛苦、非洲人的痛苦，无论是张三的痛苦、还是李四的痛苦，痛苦就是痛苦。痛苦虽有不同的表现，但痛苦的本质都是相同的，因此处理痛苦的方法也是普遍通用的，而自我训练是让我们更好地活在当下的普遍通用的心灵成长方法。

2. 自我训练有禁忌吗？

这套方法本身没有任何禁忌，但就练习的效果来说，我们若想最大限度地获得效果，就要按照这套自我训练方法的要求去做，而且不要在这套方法练习的同时掺杂其他方法。

3. 自我训练期间出现心烦意乱，做不下去，是不是说明这套方法不适合我？

这套方法适用普遍性的抑郁症，适用每一个有心理困扰的人。虽然我们的烦恼表现不同，但烦恼的本质都是相同的，心理的本质都是相同的，而这套方法就是普遍通用的，是净化我们内心、改变习性心理的直接方法。从根本上讲，自我训练是一套心灵成长的练习方法，不仅是抑郁等症状的疗愈方法，还是正面心态培养的修心方法。所以，只要我们正确地按照方法持续练习，结果就一定会是好的。所以，不要为练习期间所出现的情绪波动而动摇，要坚定不移，要持续练习，你一定可以成功！

4. 自我训练期间，饮食有哪些需要注意的吗？

这套方法注重的是勤奋练习，与饮食没有特别关联，但是在练习期间少吃辛辣及过于油腻的食品，保持身体的轻松及清净，有助于我们更好地做好这套训练方法体系中的"观息法"练习。

5. 自我训练期间要不要关注自己有多少改变，要不要以某种突破或改变作为衡量进步的标准？

我们已经习惯了做任何事情都去关注每一步的成果，对于这套练习方法也更不会例外。但就这套练习方法而言，这是不好的现象，这会让我们陷入执着。练习的目的

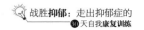
是培养平等心，顺其自然的心，进而去除我们心的习性。

如果我们总是去关注自己有多少改变，或是以某种标准作为进步的衡量，我们就又在制造分别心，制造执着。练习是为了走出痛苦，然而我们做的却是继续制造执着，制造痛苦，批判厌恶之心会令我们更加痛苦，最终我们将无法再继续练习下去。所以，我们要做的就只是尽到我们的本分，以简单的心去练习，以最大的耐心去练习，持续不断地坚持，最后，你一定会越来越好。

6. 对自我训练方法做出好与坏的判断是否合适？

我们做任何事情都不该盲目，对这套方法也是如此。如果你觉得这套方法的理论是合理的，再开始进行，并且下定决心，完成所有科目的练习。不以一时好坏论成败，坚持走完全程，如此，才是对自己及这套训练方法的负责和公平。

任何伟大的成功，都必将经历考验和磨炼。困难是会有的，但我们必须要去面对。事实上，困难本身就是我们的问题，就是我们要去突破的，我们无法绕过。如果我们遇到困难就退缩，将一事无成。

7. 感觉不到效果可以放弃这套方法吗?

任何的成果都来自坚持、积累，就像一粒种子的生根发芽，再到开花结果，这是一个条件的具足到发育的过程。对于这套自我训练方法而言更是如此。因此，就像我们反复强调过的，我们要做的就只是勤奋、持续地练习，不求效果，这就是我们要做的。坚持住，你一定会成功的。

8. 自我训练期间是否需要辞掉工作、休学，放下一切事情完全在家或是找一个好环境进行呢?

这套自我训练方法是完全可以融入生活中的，无论我们是上班还是上学，或是从事其他的事业，都不影响这套方法的进行。我们的问题往往是出现在生活中的，因此，出现问题时，正是需要运用这套方法处理。所以，除非遇特殊情况或是外界的环境令你感到难以承受，否则，你应该结合生活去练习。

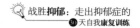
9. 自我训练期间，可以吸烟或饮酒吗？

这套方法对吸烟及饮酒没有禁忌，但为了我们的健康，烟酒最好是有节制的，并且不会因此而影响到正常的练习。

10. 自我训练期间，可以有性生活吗？

正当、合理的性生活是没有影响的，但我们不该把性生活的质量，作为一种好坏的衡量，一种同抑郁等症状的相关联系。

11. 自我训练方法中的练习可以相互掺入或结合吗？

每一种方法练习都是独立的，都要保持它原有、纯粹的练习，避免方法掺杂，以免造成混乱，所以不要相互掺杂。

有些学员常常问我："在练习观息法时加入誓言法或是加入其他的技巧，效果会不会更好？"

我："假设你有两匹很好的马，并且你正骑在其中的一匹马上，但是你不满足，将一只脚踏在另一匹马上，结果会怎么样？"

毫无疑问这是不明智的，就像"脚踏两只船"一样，结果是危险的。

我们必须保持这套方法中每一个练习方法的纯正性，且每一种方法所带来的感受、效果不做任何的关联和对比。如此分开、个别地对待，我们就会在这个方法的练习下越来越好，获得应有的成果。

第五节

药物与心理治疗

1. 自我训练方法与其他心理疗法的区别是什么？

每一种心理疗法都有它的优势和特点，但就这套自我训练方法而言，它最大的优势是注重实践和体验，对于抑郁、焦虑、强迫等神经症的疗愈是非常具有实际作用的。除了消除盘踞内在的心结外，更主要的是改变我们这颗习性的心，这种不健康的心理模式。

2. 吃药期间可以练习自我训练方法吗？

这套自我训练方法是完全的、纯粹的心理改变方法，除此之外，没有其他的辅助手段。因此，它与抗抑郁药物没有任何冲突，更不会产生某种不良反应。相反，吃药期间同时也配合这套方法的练习，只会令我们的症状得到更快、更好的改善。

3. 自我训练方法与其他的治疗方法同时进行会有冲突吗？

这套自我训练方法是包容的、开放的，无论我们在进行哪种心理治疗方法，与这套方法都不会有冲突。当然，有些心理疗法在不同情形、不同阶段下，处理的方式或是理念表达上会有不同，这一点，我们可以分开个别看待，不做理论联系和对照，"一"就是"一"，"二"就是"二"，如此便好。

有一点特别重要，如果我们正在进行某种心理治疗，或正在进行其他心理上的调节，在我们进行这套训练方法时，最好不要同时掺杂其他的方法或技巧，除非是有专业

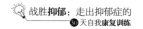
老师的指导，否则，请保持这个方法的纯正性。如此，我
们才能最大限度地获得这个方法应有的效果，也避免了方
法的混杂可能造成的混乱。至少，从这套训练方法而言，
在进行练习时，请不要同时掺杂其他的心理方法或技巧，
这套方法之中的练习方法彼此都是纯粹的独立的练习。

4. 自我训练期间还需要其他的辅助吗？

如果在自我训练期间，能够配合规律的生活作息、健
康的饮食，包括适度的锻炼等健康的方式，对我们的康复
自然是有一定帮助的。因此，我们除了认真进行练习外，
也应给自己制订一个每天规律的生活安排，并且持续保
持，那么，我们就更容易取得明显改变。当然，我们的重
点应是勤奋练习。

5. 达到什么状态算是好了？

很多学员问我达到什么状态算是好了，或是什么样的
标准才是康复了。这是一个很好的问题，但同时也是一个
不需要回答的问题。从心灵的成长而言，任何一种"好"

的标准，都是一种限制，一种捆绑，一种分别，这只会不断地造成批判和对照，令我们陷入贪求、厌恶的执着中，与真正的"好"背道而驰。

"好"是一种自然，是一种自然而然就会清楚的状态，是不需要界定、更无法去标准化的。相反，所有对"自然"的界定都已失去了全真，都是对"自然"的限制，都已不再是真正的"自然"。简单来说，当你好了，康复了，你自然会清楚，无须任何概念的定义，就像一个食品，你品尝到后自会清楚它的味道。

第三章

简快 + 深度 = 疗愈

简单的心去理解，持续的心去
练习，终有一天你会成功。

第一节

30 天疗愈抑郁症的
简快计划

一、30 天具体实施方案

这注定是一次不平凡的生命之旅，因为你的心灵将从此改变。没有什么比净化我们这颗心更殊胜的事情。生命中的一切都只是内在心灵的显现。当我们的心改变了，人生也随之改变了。相由心生，境随心转，一切皆心造。

本书的方法不只是要帮你走出抑郁，更要改变造成你抑郁的心，让你未来的人生更好。我能感觉到，你已满怀希望，而我的手早已向你伸出，来吧，我的朋友，有我陪伴，你不孤独。

做个深呼吸，让所有的坚定和决心随着吸气，吸进你的内在，让一切的怀疑和迟疑随着吐气，毫无保留地吐出。

接下来你所看到的是，为期30天的疗愈抑郁症的自我训练方法，我们就从这里开始吧。

30天的实施方案包括"誓言法"和"观息法"两种方法。为了能够尽快体现效果，我们将在生活中融入净化法和随时观呼吸两个练习。净化法是誓言法在生活中的延伸练习，旨在帮助我们更直接地改变固有的不健康观念。随时观呼吸是观息法在生活中的延伸应用，帮助我们在生活中随时保持平等心，当负面情绪产生时能及时有效地解脱出来。

"随时观呼吸"具体练习方法见第四章。

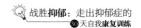
二、誓言法的具体练习内容

你从不是一个孤独的人，自然法则的爱一直都在。

誓言法练习要求：

（1）每课练习5天，每天练习不少于1小时，且练习越多越好。

（2）练习形式是灵活的，可随时随地地操练，无论是行走坐卧，任何时候都可随时练习，如散步时、坐车时、做饭时，或是休息时等。

（3）练习的时间是灵活的，随时的，不需要刻意地固定1小时或是半小时。任何空闲时间都可随时进行，如早上醒来10分钟，饭后3至5分钟，上下班路上等。总之，把练习融入到点滴的生活中，这样不会枯燥，不会疲倦。

（4）练习可以在心中默念，也可朗诵出来。可以根据环境情况，依自己的感受，用默念或朗诵式的练习。

（5）每一课的练习内容，要求在进行下一课时，可以熟练背诵下来，且脱口而出是最好的。

（6）不要同时进行几个课目的练习，按照要求一课一课地练习。

（7）不要擅自更改誓言句子的内容，且不对誓言内容做任何合理思考，只是用简单的心，重复背诵练习。

第一课（练习5天）：

（1）我现在放弃在我头脑里制造各种担心和害怕的旧思想，在自然法则的庇护下，我生命中的一切都只会发生对的和好的。

（2）我在自然法则的庇护下，所以我完全的安全，我会完全的健康，所以我也不需要担心什么、想清什么、判断什么，我相信自然法则自会为我处理好一切。

（3）我放下过去的，人生没有如果，没有假设，一切的发生都会是对的和好的，都是为了让我学习宽恕与爱。今天起，我愿对生命中所发生的一切保持平等心，对当下的身心状态保持平等心，这就是自然法则要我做的。

（4）无论我产生多么不好的想法，多么不好的感受，都不代表什么，更没有好与坏，它们都只是生起、灭去的无常变化现象。今天起，我所要做的就只是对它们保持平等心就行了，自然法则自会为我处理好一切。

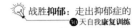
（5）我放下过去的，人生没有应该这样，必须那样的标准，自然法则一向都是包容、尊重和平等的，我爱我自己，我接纳我自己。

第二课（练习5天）：

（1）我所有的问题都是我过去的旧思想造成的，我现在决定改变。

（2）无论我的身体出现多么不舒服的感觉，无论我的内心出现多么难过的感受，都只是过去负面积累的一种释放，它们都只是生起、灭去的无常变化现象，我所要做的就是对这一切不纠缠、不管它就行了，自然法则自会为我处理好一切。

（3）人的想法是无常变化的，人的感受是无常变化的，宇宙万物的一切都是这种生起、灭去的无常变化现象，这就是自然法则，人生的真理就是不断地顺从这种无常变化，我在这样做。

（4）生活没有什么好担忧的，人生没有什么好担忧的，健康没有什么好担忧的，我活在自然法则内，我的一切都会越来越好的。

（5）健康和快乐是我的天性，我不必费尽心思去寻找，我只要对当下，无论是什么样的状态就只是保持平等心就行了，我的天性自会在机缘成熟下显现。

第三课（练习5天）：

（1）自然法则是我的根，平等心是我的"心"，我的人生没有什么好担心的。

（2）没有哪个想法、哪个念头、哪种感受、哪种情绪能代表我，我属于自然法则。

（3）无论我出现任何恐惧、不安的想法和感受，我都只是不去管它，不去对它展开理性思考，就只是保持平等心就行了，我相信自然法则自会为我处理好一切。

（4）我放下过去的习性模式，我不再和过去做任何的对比，我也不再对未来做任何的担忧，不管我当下是什么样的，就只是接受它，就只是保持平等心就行了，自然法则自会为我处理好一切。

（5）自然法则就像天上的阳光，每天都笼罩着我，沐浴着我，为我源源不断地输送能量。我身体的每一个细胞，我心灵的每一寸土壤，都正变得越来越滋润，越来越

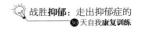
纯净，谢谢你，我伟大、慈悲的自然法则，自然母亲。

第四课（练习5天）：

（1）没有哪个人、哪件事、哪句话可以真正伤害我，只有我内在的批判之心才会伤害到我。今天，我愿意学习宽恕别人的过错，我也愿意学习宽恕自己的过错，我在这样做，我正在改变。

（2）过去的我习惯了胡思乱想，习惯了寻找令我感到愉快、舒服的感受，习惯了排斥令我感到不愉快、不舒服的感受，但今天起，我只愿专注当下，只愿保持平等心。在自然法则的庇护下，我会变得越来越放松、健康。

（3）人生不会因得到什么才会变得有意义，同样也不会因失去什么变得不完整，无论人生的进程中发生哪种变化现象，都只不过是自然法则的一种守恒现象。

（4）我放下过去的，我不再需要总以他人对我怎么看来评价我自己，我也不再需要总想着事事做得完美来证明我自己，人生的真理是爱自己、接纳自己。

（5）我放下一切形式的比较和攀比，人生没有优秀与不优秀，好与不好的差别，在自然法则内一切都是平等的，差别只是形式的不同。

第五课（练习5天）：

（1）我愿意学习，我愿意学习！我愿意以爱代替怀疑，我愿意以宽恕代替怨恨，我愿意以接纳代替排斥，我愿意以平等心代替不安，我愿意以自然法则的圆满特质代替一切人为制造的混乱，因为我就是自然法则的代表。

（2）当我悲观时，我只需保持平等心；当我焦虑时，我只需保持平等心；当我绝望时，我只需保持平等心。无论我出现什么烦恼，什么痛苦，我所要做的就一条，保持平等心就行了，剩下的自然法则自会为我处理好一切。

（3）在自然法则内，我所遇到的、所发生的，都会是有意义的和好的，我心怀感恩，每天我都很容易对生活中发生的事，感到开心和有趣。

（4）我愿意随时提醒自己，我这么做、这么想，是不是给我带来安定和喜悦，若是相反，那这一定是违背自然法则的，这不是我想要的。

（5）在自然法则的家园内，没有任何人、任何事可以伤害到我，我是完全安全的，我是完全被关爱的。

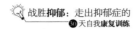

第六课（练习5天）：

（1）我不再胡思乱想了，我已完全交给了你，我神圣的自然法则。

（2）我放下一切的懊悔和自责，人生没有如果，一切事情的发生，都有它正面的启发，都是在帮助我学习宽恕和爱，我正在学习，我正在学习。

（3）我的面子，我的尊严，我的价值，不在于别人怎么说，只要我接纳我自己，我爱我自己就够了。

（4）我不再是孤独的，我不再是委屈的，我不再是恐惧的，我不再是被冷落的，我不再是被排挤的，我不再是一切的缺失，我知道有您神圣的自然法则，我已经是圆满的合一。

（5）我敬爱的自然法则，我感谢你的陪伴，感谢你的力量，感谢你的包容，感谢你的爱，感谢你对我一切的恩赐，谢谢你，谢谢你。

誓言法练习的疑问解答

誓言法练习的内容是针对普遍性抑郁群体设计的，所以，在以下疑问解答中，也是尽可能包罗广泛性疑问的回答。如果哪一条的解答并不符合你，请不要自我对照和检验。

1. 誓言法练习的内容，可以根据自己的情况修改吗？

我们可以针对自己的情况，另外设计新的誓词，但对于本书中的誓词最好保持它的本来面貌，不随意更改，并且按照要求练习。部分的原因是，目前，你还只是一个新手，随意地修改，会失去这个练习对你的影响力，从而令你失去进行这个练习的动力。

另外重要的一点是，若你针对自己的情况设计新的誓词，不宜复杂，且不能替代练习课目中的誓词。你可以将自己设计的誓词，同正在进行的课目一同练习。

2. 誓言法以什么样的态度去练习最好？

做任何事情都需要正确的态度，誓言法自然也不例外。我们不能急于求成，应该以平常心去持续、耐心地照着要求去练习，剩下的事情，就像誓言的练习中所强调

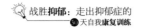

的："自然法则自会为我们处理好一切。"

3. 誓言法以什么样的方法练习效果最好？

誓言法的练习方式可以有很多种。有的人将自己的练习过程，用录音设备录下来，然后反复聆听；有的人喜欢一边跑步一边大声喊出来；有的人习惯像唱歌一样，把它唱出来；有的人在纸上反复默写；有的人在心中默念；有的人大声朗诵。无论是哪种方式，只要我们喜欢就可以，且可以依照自己当下的感觉或环境来选择练习方式。

只要我们在练习，就是种子播撒的过程。但最好不要只以一种方式练习，以免造成刻板、乏味的感觉。在常态化的练习上，应保持基本的朗诵、默念、默写三种练习方式。

4. 誓言法练习的内容要在练习时去思考它的意思吗？

我们完全不必对誓言法的练习内容，做任何的合理思考或理论分析。我们要清楚这个练习的目的，不是锻炼我们的"认知能力"，而是改变我们的潜意识。

也许你过去曾了解过某些相关潜意识的理论，但就我们这个练习方法而言，你需要做的就是简单、重复地练习，像背台词一样不断地重复背诵，无须思考它的含义，更不需要搞理论研究。当然，为了在一定程度上做好这个练习，我们会适度地展开相关理论，但这只是为配合练习而服务。

小学时，老师让我们背古诗，背乘法口诀，我们并不清楚做这些有什么用。当然，即便老师告诉我们做这些功课的意义，以我们当时的状态也是无法真正理解的。但随着我们的成长、成熟，我们自然懂得当初这些学习的意义。简单来说，我们现在也是一样，就是一名"小学生"，所以，请不加思考、重复练习，这就是你的本分。

5. 誓言法练习多长时间会有效果？

每个人的情况、感受性及练习的勤奋程度都会有所不同，所以练习效果的显现，也都会不同。只要耐心、持续地练习，效果自然会逐渐在合适你的时机时显现，所以，不必苛求效果。

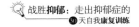
6. 誓言法练习要达到什么样的状态才算是做得好?

誓言法练习的每一个课目内容，要在进入下一课目练习之前，达到熟练背出的程度，且在生活中，能时常不自主地想到所练习过的誓词思想。

7. 如果正在练习的课题，没有达到熟练背出的程度怎么办?

如果没有达到熟练背出的程度也不必有压力，仍然按照正常进度练习，练好下一节课的内容就好了。对于没有熟练背出的课题内容，你可以在深度疗愈阶段的练习中反复练习。

8. 如果誓言法练习中断了，再继续练，该怎么练?

如果练习中断了，当我们再继续练习的时候，就从当初中断的部分继续开始就好了。

9. 誓言法练习时老是会产生对练习内容的批判、对立的想法怎么办?

在誓言法练习过程中,出现任何对练习内容的批判、对立的想法,都不去管它,不参与其中,就只是专注去练习,不加任何的合理分析,像小学生背古诗、背口诀一样,简单、重复地练习。

10. 誓言法练习不在状态怎么办,老是有口无心会不会不好?

不去强迫自己投入某种练习状态,当下是什么样的状态,就是什么样的。你以如实、自然的状态练习就没有问题,即便是有口无心或是机械式的练习也都会有效果。

11. 誓言法练习好像反而会提醒自己,去关注自己的不好怎么办?

问题是无法回避的,即便我们不做这个练习,我们的问题也同样会在生活中伺机而出。从另一个方面来说,所有在练习中所引起的不愉快和关注,都是挖掘和清理的过

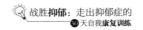
程，所以，我们不必紧张，不要排斥。

对于引起的种种不愉快，我们要持续地专注在誓言的练习上，不与其纠缠，不去管它。当然，如果不愉快的反应让我们无法承受，我们可以就此停止练习，当缓解之后，再继续进行。

12. 誓言法练习的誓词不能完全接受或相信，会不会就没有效果？

人是理性的，但却受感受所支配。一种事物，即便我们在理性上接受，但你没有体验过，对你而言也终究只是个理论。只有体验了，感受到了，才是你的真理。当我们有了体验、有了感受，我们自然就会越来越相信。

所以，在当前这个阶段，即使你还不能完全接受或相信练习的誓词，这没有关系。正如我们所强调的，我们只需要像小学生背古诗一样，不断重复地默诵或朗诵就行了。

13. 誓言法练习可以只挑选自己有感觉的誓词练习吗?

我们可以对有感觉的誓词加强练习，但对于那些没有明显感觉的誓词也同样要做。所有誓言练习的内容都内含一种思想、一种态度、一种好的品质。它会将我们存在的问题加以矫正，本就具有的好的品质，会变得更好。所以即使你觉得某些誓词不符合你的情况，或是你认为没有对应的问题，也都同样要练习。就像污垢的玻璃，被擦拭后会变得干净，而干净的玻璃，擦拭后只会变得更干净。

14. 誓词在练习时，顺序改变了会有影响吗?

没有影响。你也可以依照自己的感觉调整先后顺序，但当你调整过之后，最好就按照这种顺序持续练习。

15. 誓言法练习的内容可不可以与他人探讨?

在这个方法练习期间，尽可能不去和他人探讨这个练习，这是一种自我保护。任何一种心理的练习方法，在实践的过程中，都会遇到阻力。别人的一个疑惑，一种不同的观点，都很可能会使你犹豫、怀疑。这对你当前本就不

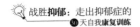
是信心很足的状态，会是一种冲击。但是，当你有了明显的改善后，只要你想，你可以和任何人探讨这个方法。

16. 誓言法练习会达到什么样的效果？

最好不对这个练习的效果做任何预期。进一步来说，任何预期都是对这个练习的一种限制。每个人的情况，练习的勤奋程度，都会不同，效果也会不同。所谓"一分耕耘，一分收获"，只要勤奋、努力地练习，每个人都会获得属于自己的效果，并且越来越好。

17. 为什么之前的练习有明显的效果，之后就没有了？

在整个练习期间，我们就只是专注练习，不去寻找任何效果，任何感觉，更不去和过去做任何对比，最后，你一定会获得应有的效果。

18. 如果之前的练习誓词忘了怎么办？

忘了就忘了，我们仍然按照正常进度练习，无须再回头或是加入正在进行的课目练习中。当所有誓言练习课目做完了，如果你想对某些誓词再加深记忆，那么你可以依自己的感受继续练习。

19. 练习时专注不下来，老走神怎么办？

你不需要强迫自己专注，当发现走神了，就再回到练习上，走神了，就再回来，如此反复练习就可以了。即便是有口无心的甚至是机械式的练习，也都是会有效果的。

20. 誓言法练习中某些誓词感觉很符合自己，可不可以不断地重复练？

某些誓词对我们可能有很好的共鸣，如果我们喜欢，我们当然可以重复练习，但是，这最好是在所有课目练习结束后，再进行。

21. 某些练习的誓词感觉不是很符合自己或是没有什么感觉，可不可以不练或少练？

对于感觉不符合自己的誓词或是没有感觉的，也尽可能地练习，但你可以在练习的力度上适度减少。

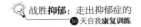
22. 誓言法练习内容中的"自然法则"是什么意思？

自然法则指的是宇宙万物一切有形、无形的事物及现象所存在的一种规律、一种力量。人类所生存的大自然千奇百态、奥妙无穷，一切都是那么有序和谐，其背后是一种高等系统的运行，这种系统就是法则，就是圣人老子所指的"道"。四季轮回，无常变化，春天孕育，秋天收获，种瓜得瓜，种豆得豆，一切的一切都在这种自然法则内有序运行，这就是一种力量，一种创世力量。

23. 什么都是无常，是不是太悲观了？

无常不是悲观，相反，无常是一种转变，是一种希望，是一切好的开始。当不愉快的事情发生时，"无常"使我们懂得这一切都会过去、会改变的。我们不会绝望，总是带着希望的心继续努力生活。当愉快的事情发生时，"无常"使我们懂得珍惜拥有，活好当下。我们不会再像过去那般执着，即便愉快的事情过去了，我们也能平常以对。就像春天来了，我享受万物复苏，夏天来了，我享受阳光沐浴。我们不去执着某个季节变化的所谓好坏，一切变化我们都能坦然面对和接受，无常让我们懂得顺其自然，不再执着。我们活在安定、自在、快乐的自然法则内。

24. 什么是平等心？

平等心即平常心，就是不执着、不纠缠。从练习的小范围来说，平等心就是不参与、不分析、不判断、不思考、不联想。

三、净化法的具体练习内容

练习要点：

（1）按照顺序练习。

（2）不要擅自更改主题内容。

（3）不对练习做理性分析。

（4）不掺杂任何技巧。

（5）每课练习 5 天。

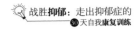
第一课（练习5天）：

练习主题：我所看到的一切事物，本身不具有任何意义。

练习要求：

（1）环视周遭，对所看到的事物及现象，随机取材进行观念的套用操练。不论是令自己喜好的，还是厌恶的，都一视同仁，无区别对待。

（2）练习过程中，尽可能包罗周遭环境所看到的。

（3）可以在心中默念操练，也可以说出来。

（4）每天练习2至3次，每次1至2分钟，尽可能选择不同的对象操练。

（5）不同次的练习，虽在同一环境，所见同样事物，亦可同样操练。

（6）此主题不需要过多练习，一旦在练习过程中，令自己感到困扰便可暂停，当缓解之后再继续练习。

练习方式：

例如：看到桌子，便可以如此操练："我所看到的（这张桌子）本身不具有任何意义。"

　　如：看到椅子，便说："我所看到的（这把椅子）本身不具有任何意义。"

　　如：看到手机，便说："我所看到的（这个手机）本身不具有任何意义。"

　　如：看到电视，便说："我所看到的（这台电视）本身不具有任何意义。"

　　如：看到某人表情，便说："我所看到的（这个表情或者说某某人的表情）本身不具有任何意义。"

　　如：看到发生的事情，便说："我所看到的（这个事情或现象）本身不具有任何意义。"

　　看到门、墙壁、人、表情、身材、房屋、街道、树木、吵架、发型、刀具等等的一切事物及现象，都以此类推："我所看到的（　）本身不具有任何意义。"

　　为什么说"事物本身不具有任何意义"？

　　有什么样的观念，就有什么样的情绪感受。同一个世界，但不同的人看到的，却是不同的"颜色"。我们戴着什么颜色的镜片，就会看到什么颜色的世界。当我们对事物怀有"好的"观念时，我们就会满怀喜悦，相反，我们

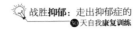
就会生起厌恶。但我们往往不清楚的是，我们对眼前世界的喜怒哀乐，却全都是来自我们的心，而非这个世界本身。

世界本身没有任何意义，所有的事物本身也没有任何意义，所有的意义皆来自人的解读，正如王阳明大师心学的思想"心外无物"。

这个世界是人认识的世界，并不是世界本身。美国人本主义心理学家马斯洛指出：存在性认知，即人在追求自我实现的过程中获得一种新的认知能力。

我们对这个世界产生的喜好厌恶，与这个世界本身没有关系，全都是我们内心世界的投射，都是我们成长过程中所形成的认知观念的分别。

中国汉族的习俗里，当人死后，尸体要装进棺材土葬，讲究的是"入土为安"，但有的民族，当人死后，讲究的是让尸体回归大自然。以藏族为例，当人死后，要把尸体运送到指定地点，让飞禽或走兽，将尸体吞食，寓意着灵魂不灭。

如果用我们汉人的眼光来看，似乎是大逆不道。但这就是这个民族的习俗，死后将肉体拿来喂食飞禽走兽，更是最尊贵的布施。

说到棺材，我们谈虎色变，我们之所以会感到害怕，是因为我们害怕棺材这个东西本身吗？不，我们害怕的是棺材背后的象征——"死亡"，我们也害怕潜意识里被灌输的关于人死后的种种妖魔鬼怪的现象。

棺材的本质只不过是木材，是一个被加工的木盒子而已，本身没有好坏，也没有任何意义。只因为传统的习俗打造出了这个东西，进而形成了一种相对固有的认知。

喜欢车的中国人，对宝马车情有独钟，这其中最主要的原因是因为宝马这个品牌，身份、高贵、富有成了这个品牌的专属。我们往往会对驾车的人刮目相看。拥有一辆宝马车也让我们感到很有面子。但这一切所谓的专属，是宝马车本身就具有的吗？如果是，那就应该是普遍性的，是人人皆有的。但在德国人眼中并不会因你驾驶一辆宝马或奔驰，就对你另眼相待，也不会因你驾驶一辆低端的轿车，就看不起你。部分原因也许是因为这些车是本国生产的，国内遍地都是，所以也就见怪不怪了。

十年前在中国，开着夏利轿车，那就是身份、成功的象征，但十年后的现在呢？就这个车本身而言，它现在的工艺和技能，比十年前好得太多了，但人们现在的看法却是大相径庭。这一切的看法都是人为的打造，而非事物本身具有的意义了。

第二课（练习5天）：

练习主题：我所看到的一切事物，对我所具有的意义，完全是我自己赋予的。

练习要求：同练习主题第一课相同。

练习方式：

例如：看到桌子，便可以如此操练："我所看到的（这张桌子），对我所具有的意义，完全是我自己赋予的。"

如：看到电视，便说："我所看到的（这台电视），对我所具有的意义，完全是我自己赋予的。"

如：看到人，便说："我所看到的（人，或者说某某），对我所具有的意义，完全是我自己赋予的。"

如：看到谈话，便说："我所看到的（谈话，或者是张某与王某的谈话），对我所具有的意义，完全是我自己赋予的。"

如：注意到眼神，便说："我所看到的（这个眼神），对我所具有的意义，完全是我自己赋予的。"

如：看到表情，便说："我所看到的（这个表情），对我所具有的意义，完全是我自己赋予的。"

如：看到动作，便说："我所看到的（这个动作），对我所具有的意义，完全是我自己赋予的。"

总之，对所看到的事物及现象，随机取材进行套用操练，以此类推："我所看到的（　），对我所具有的意义，完全是我自己赋予的。"

此主题的练习方式，与主题一"我所看到的一切事物，本身不具有任何意义"相同。

为什么说"我所看到的一切事物，对我所具有的意义，完全是我自己赋予的"？

正如先前主题所说的，事物本身不具有任何意义，它所具有的意义，都是我们过去形成的认知、经验的作用结果，都是我们过去学来与被动学来的观念的辨别。所以说，"我所看到的一切事物，对我所具有的意义，完全是

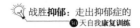
我自己赋予的"。

第三课（练习 5 天）：

练习主题：我的念头不具有任何意义，它们就像我所看到的事物一样，不具有任何意义。

练习要求：

（1）这个主题练习和前面的练习方式不同。此练习是针对的是当下头脑浮现的念头。练习前，先省察内心一分钟左右，然后，将这个主题观念套用在浮现的念头上。不管是愉快的还是不愉快的念头，好的或是不好的念头，正常或是不正常的念头，都一视同仁，随机地套用操练。

（2）不要只选择你认为好的念头练习，也不要只选择你认为坏的念头练习。只要你注意到念头的浮现，便随机地对它加以操练。

（3）不要为了做这个练习，而刻意地去想些什么，有念头自动浮现就加以操练，没有也不必刻意寻找，顺其自然。

（4）可以在心中操练，也可说出来。

（5）练习中，即便是反复出现同样念头，不论好与坏，你也同样操练。

（6）每天练习 2 至 3 次，每次 1 至 2 分钟左右。

（7）此练习不需要过多练习，一旦令自己感到困扰便可暂停，当缓解之后保持操练。

练习方式：

练习时，先自我省察一分钟左右，然后，便对头脑浮现的念头，或者说自动想到的加以套用操练。对于想到的一切人、事、物包括对此的感受，都可以包罗在主题观念的练习中。

例如：头脑出现有关某人的念头，便可如此操练："有关（张某）的念头，它就像我所看到的事物一样，不具有任何意义。"

如：想到某些事，便可以如此操练："有关（这件事）的念头，它就像我所看到的事物一样，不具有任何意义。"

如：有关（想到工作的事儿，感到很烦）的念头，它就像我所看到的事物一样，不具有任何意义。

如：有关（身体感到不舒服）的念头，它就像我所看到的事物一样，不具有任何意义。

如：有关（想到下午去玩，感到开心）的念头，它就像我所看到的事物一样，不具有任何意义。

如：有关（我会不会变成疯子）的念头，它就像我所看到的事物一样，不具有任何意义。

如：有关（想到自己的抑郁症会不会好不了）的念头，它就像我所看到的事物一样，不具有任何意义。

如：有关（感到很痛苦）的念头，它就像我所看到的事物一样，不具有任何意义。

如：有关（感到放松）的念头，它就像我所看到的事物一样，不具有任何意义。

如：有关（想到张三）的念头，它就像我所看到的事物一样，不具有任何意义。

如：有关（害怕×××）的念头，它就像我所看到的事物一样，不具有任何意义。

以此类推，总之，此主题的练习取材对象是当下出现的想法、念头。

为什么说"我的念头不具有任何意义，它们就像我所看到的事物一样，不具有任何意义"？

亦如先前的理论，我们的念头不可能是空洞的，一切的念头皆来自对事物的反应。既然事物本身不具有任何意义，那我们的念头又何来意义呢?

第四课（练习5天）:

练习主题：我看不出一切事物的当下真相

练习要求：同练习主题第一课相同。

练习方式：练习方式亦如练习主题第一课，对所看到的一切东西，随机取材，加以套用操练。

例如：我看不出（这街道）的当下真相。

如：我看不出（这手机）的当下真相。

如：我看不出（这表情）的当下真相。

如：我看不出（这张脸）的当下真相。

如：我看不出（这辆车）的当下真相。

如：我看不出（这件事）的当下真相。

如：我看不出（这个环境）的当下真相。

如：我看不出（这个举动）的当下真相。

以此类推。

为什么说"我看不出一切事物的当下真相"?

同样道理，"事物本身不具有任何意义"，我们又怎能看到事物的当下真相，我们所看到的都只不过是过去形成的认知和经验的习惯反应。

第五课（练习 5 天）：

练习主题：我的想法不具有任何意义。

练习要求：此练习同练习主题第三课相同。

练习方式：

亦如练习主题第三课，但稍有不同的是，在操练前，先重复几遍这个主题观念"我的想法不具有任何意义"。然后，便对头脑浮现的念头，或者说自动想到的加以套用操练。对于想到的一切人、事、物包括对此的感受，不论是好的或不好的，愉快的或是不愉快的，正常或是不正常的，都可以包罗在此主题观念的练习中。

例如：关于（感觉自己要失控了）的想法，不具有任何意义。

如：关于（抑郁症）的想法，不具有任何意义。

如：关于（想到别人都很快乐地生活，而我却是这个样子，很痛苦）的想法，不具有任何意义。

　　如：关于（我会不会发生意外）的想法，不具有任何意义。

　　如：关于（想到做好这件事，很高兴）的想法，不具有任何意义。

　　如：关于（别人会怎么看我）的想法，不具有任何意义。

　　如：关于（自己不如任何人）的想法，不具有任何意义。

　　如：关于（感觉自己要崩溃了）的想法，不具有任何意义。

　　如：关于（感觉自己就像个废物）的想法，不具有任何意义。

　　如：关于（想到过去的自己，多好啊）的想法，不具有任何意义。

　　如：关于（想到未来全都是不好）的想法，不具有任何意义。

　　以此类推，总之，对你所意识到的一切念头，不论是好的或不好的，愉快的或是不愉快的，加以套用操练。

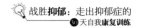
"关于（　）的想法，不具有任何意义。"

此外，这个主题观念除了练习之外，生活中也可以随时套用在令你感到烦恼的任何想法上，但不为达到任何效果，仅仅是模式性的套用，不要对这个主题观念进行任何的合理思考。

为什么说"我的想法不具有任何意义"？

正如先前所说，"我的念头不具任何意义，它就像我所看到的事物一样，不具有任何意义"。事物是想法的载体，既然事物本身没有任何意义，那么我们的想法又何来好与坏的意义呢？

第六课（练习5天）：

练习主题：我可以重新去看。

练习要求：

（1）这个主题观念的练习，应用于一切你想到的东西。练习时，需要指出具体名称，及所给你带来的感受。

（2）对你所想到的东西，随机地进行套用操练。

（3）对于你想到的东西，不管它对你而言是好的或是不好的，或是无所谓好坏的，都一视同仁地，随机进行套用操练。

（4）可以在心中操练，也可说出来。

（5）每天练习2至3次，每次1至2分钟左右。

（6）此练习不需要过多练习，一旦令自己感到困扰便可暂停，当缓解之后保持操练。

练习方式：

练习时，觉察自己的内心，对于想到或意识到的一切东西，不管是好的坏的，一视同仁地随机进行套用操练。

例如：想到了有关抑郁症方面，并对此感到担心，便可以如此操练：我对（抑郁症）感到（很担心），是我选择的一种看法，我可以重新去看。

如：我对（想到过去的自己）感到（很快乐），是我选择的一种看法，我可以重新去看。

如：我对（什么时候才能好起来）感到（很着急），是我选择的一种看法，我可以重新去看。

如：我对（张三说的话）感到（很生气），是我选择的一种看法，我可以重新去看。

如：我对（做好这件事情）感到（很成功），是我选择的一种看法，我可以重新去看。

如：我对（现在自己的样子）感到（很不满意），是我选择的一种看法，我可以重新去看。

如：我对（××事情）感到（很困惑，想把它想清楚），是我选择的一种看法，我可以重新去看。

如：我对（不把这个事情想清楚了）感到（心就安定不下来），是我选择的一种看法，我可以重新去看。

如：我对（这款衣服）感到（很好看），是我选择的一种看法，我可以重新去看。

如：我对（张三的样子）感到（很讨厌），是我选择的一种看法，我可以重新去看。

以此类推，对于想到或意识到的一切东西，不管是好的坏的，一视同仁地随机进行套用操练。"我对（　）感到（　），是我选择的一种看法，我可以重新去看。"

此外，这个主题观念除了练习之外，生活中也可以随时套用在令你感到烦恼的任何想法上，但不为达到任何效果，仅仅是模式性的套用，不要对这个主题观念进行任何的合理思考。

重新选择什么呢？

自然是选择平静，选择有助于我们健康、安定和正面的思想重新看世界。

事物本身没有任何意义。我们对事物的好坏看法都只不过是我们过去学来与被学来的认知和经验的判断。从这个方面来说，这种看似固有的看法，也只是我们的一种选择，一种被过去认知和经验支配的习惯性选择的看法。既然事物本身没有任何意义，那么，我们自然可以这样看，也可以那样看，一切取决我们的选择。

如果一种看法给我们造成痛苦，我们完全可以重新以正面、健康的思想去看待。没有哪种事物是与生俱来的应该这样或应该那样，一切都是人为的赋予，人为的约定俗成的东西。凡是给我们造成限制、束缚和痛苦的观念，在不违背社会公德，不伤害他人的情况下，我们自然可以选择重新去看。我们可以选择任何一种思想看待世界，只要是有助于我们身心平静与和谐，那这种思想就是顺应人性的，顺应自然法则的。

西方一位心理学家曾这样说过："任何事物本身不会给人造成压力，令人感到压力的是人对其所持有的观念。"

王阳明的心学思想中指出，凡是会对我们造成烦恼的，皆来自观念的分别，一切的圆满和谐，才是我们的本性之根，无须任何的心理加工。这也正是百家思想所诠释的共同真理。那么，我们为什么不能重新选择以真理的思想看待人生呢？我们为什么不能让本性回归呢？

有些人也许会对这种思想的选择感到恐惧，就好像放下过去的旧思想，前途未卜，或是"我将不我"了，毕竟我们已经习惯了过去，并将它视为真实。事实上，这个主题思想的练习目的，不是要硬生生地改变我们过去所有的思想观念，我们可以继续保持过去的信念，但是，如果一种观念给我们造成了痛苦，那我们就可以选择以正面、包容的思想重新去看待。

我们不再像过去那般固执己见，钻牛角尖。我们懂得以全面、客观、积极，懂得以顺应人性、顺应自然法则的思想看待眼前的世界，这才是生命的存在真理。

这种懂得不是一种头脑的判断，更不是单纯的一种学

习新的思维模式，而是一种平常心的修炼，一种平常心的
心态反应。

通过这个练习你就能体会这种懂得并以正面的心态重
新看待世界。

为什么"好"与"坏"的想法都要练习呢？

所谓的好与坏，皆是我们过去的认知分别，而不是事
物本身具有的。为此，我们不能只是站在一边，而忽视另
一边，就像天平，唯有站在中间，才能保持平衡。这个练
习的目的是为了要培养一颗平常心。好与坏同生，就像硬
币的两面，当我们知道了一种"好"的同时，与之相反的
"坏"也就随之而生，这就是观念的分别。正如王阳明心
学四句教的前两句所说："无善无恶心之体，有善有恶意
之动"，意思是：心的本体晶莹纯洁，无善无恶，无好坏，
但因为意念的分别，善恶好坏也就随之而来。

我们需要了解，我们所认为的好，也只是过去认知的
一种选择思想；相反，所认为的坏，也是如此。当我们看
清事实时，我们的心才能获得真正的自由。只有自由的心
才能不受过去种种规条、标准的限制，突破所谓好与坏的

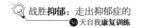
束缚。

这不并不是让我们变成一个特立独行的人，也不是让我们脱离现实，变得格格不入。相反，我们会是一个懂得包容、尊重和平等的人，一个越来越自由的人。

令自己感到"好"的看法也要重新选择吗，难道要改变它？

这个练习并不是要强制改变你所有的思想，而是要训练一颗自由、平常的心，你懂得转变看法，懂得从正面、健康的角度重新去看。如果一种看法给你带来的是积极和平静，我们当然可以继续保持，这没有不对，这也是我们的一种选择。是继续保持原有的看法，还是重新选择，这永远都是你的自由。我们只是通过这个练习了解，我们"可以"重新选择。

不同的国家，不同的民族，价值观念都有所不同。我们自然是要尊重相关的秩序和道德观念，但我们不会被这种条框束缚，我们的心是自由的，没有烦恼，没有痛苦。

净化法练习的疑问解答

1. 这个练习的目的是什么?

是为了还原事物的真相,从而净化我们这颗心,改变固有的不健康观念。事物本身不具有任何意义,那么我们对此产生的种种看法及感受,与事物就毫无相关,一切都只是我们过去学来与被学来的经验反应。通过练习,我们持续地看清事实,我们就能放下过去的经验束缚,懂得以客观、平常心的态度重新看待眼前世界。

2. 这个练习要注意什么?

不对练习观念,做任何的理性思考、合理评判,不拿练习,以理性的眼光思考生活的种种现象。我们所要做的就只是按部就班地练习,做过便过,不加以任何理性思考。

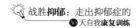
3. 这个练习会不会把人变得麻木，没有情感了？

练习不会让我们变得麻木，没有情感，更不会让我们变得不求进取。如果一个东西会让人变得没有情感，不求进取，那这个东西就是错误的，是违背自然法则的。这个练习是培养我们一颗中道的心，一颗平常心，不会让我们被旧有的观念所束缚。有的学员曾问我："一切都没有意义了，那人活着还有什么意义呢？"其实恰恰相反，我们通过这个练习只会变得真正的有情有义，变得积极和正面。我们可以放下过去的教条、规条和限制，从旧有的观念束缚中解脱出来，站在一种自由、开放、健康的角度，重新看待眼前的世界。

四、观息法的具体练习内容

观息法练习的重点在于觉知和平等心。

觉知：就是"知道""清楚"的意思。

平等心：平衡、平稳的心，顺其自然、不执着的心。

平等心，从练习进行中的小范围来说就是：不评判、不分析、不思考、不排斥、不纠缠、不联想、不执着的心。

观息法中的"息"就是当下的一呼一吸。

观息法就是以持续专注的心，如实地去观察（觉知）鼻孔的呼吸进出。除了呼吸的进出以外，其他的一切，无论是任何想法，任何感受、感觉都只是保持觉知，保持平等心。

练习步骤：

盘腿静坐，手舒适地放好，合上嘴，闭上双眼，将心（注意力）专注在鼻孔处，以持续专注的心，如实地去观察（觉知、感觉）鼻孔的呼吸进出。也就是说，持续不断地专注鼻孔的呼吸进出。

除了呼吸的进出外，其他的一切都不去管它。无论头脑产生什么想法，无论内心产生什么感受，无论身体产生什么感觉，不管它们是愉悦的，还是不愉悦的，都只是保持平等心，不去管它们。你所要做的就是持续地观察呼吸的进出，就好像除了呼吸的进出外，其他的一切都和你没

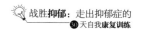
有关系。

持续不断地观察鼻孔的呼吸进出。

如果是深的呼吸，你知道是深的呼吸。

如果是浅的呼吸，你知道是浅的呼吸。

如果是热的呼吸，你知道是热的呼吸。

如果是凉的呼吸，你知道是凉的呼吸。

如果是急促的呼吸，你知道是急促的呼吸。

如果是缓慢的呼吸，你知道是缓慢的呼吸。

如果呼吸经过你的左鼻孔，你知道经过你的左鼻孔。

如果呼吸经过你的右鼻孔，你知道经过你的右鼻孔。

如果呼吸同时经过两个鼻孔，你知道呼吸同时经过你两个鼻孔……

如果呼吸是明显的，就是明显的；如果呼吸是不明显的，也就是不明显的；如果感觉不到呼吸，也就只是感觉不到。你只是与你当下经验到的呼吸现象同在，与实相同在，呼吸是什么样的，就是什么样的。

总之，你感觉到什么样的呼吸，就是什么样的呼吸。

这个练习，需要我们用公正平和的态度去验证它。你要完全按照这个方法的要求去练习，不要掺杂任何的技巧，就只是如实地观察（觉知）自己的一呼一吸，让呼吸顺其自然。

不管呼吸是快是慢，不管呼吸是跳跃还是流畅，不管呼吸是急促还是缓慢，不管呼吸是明显还是不明显，总之，不管你当下经验（感觉）到什么样的呼吸现象，它就是什么样的呼吸现象。你就只是保持觉知，就只是知道而已，以平等心对待，不做任何的判断、分别、对比、思考。

不要干扰呼吸的自然流动，让一切顺其自然，你所扮演的角色只是观察，就只是如实地观察呼吸所呈现的样子，而不是你所想要的样子。

如果你在观察呼吸的同时，也注意到身体某个部位的感觉，或是头脑产生的某个念头，或是外界的某个声音，你也只是注意到它而已，不用管它，保持平等心，你的焦点只是呼吸。如果你的注意力跑掉了，跑到身体的某个部位或是头脑产生的某个想法，或是外界的某个声音上，你也只是保持平等心，将注意力拉回到呼吸上，

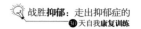
如此而已。

当我们保持"平等心"，持续地专注呼吸时，我们就完全活在当下。

观息法不仅仅限于在静坐中练习，同样也适用于日常生活中。无论我们是在做事，在与人谈话，还是在闲暇的状况下，我们都可以随时提醒自己，将心放在呼吸上，保持"平等心"，只是观察当下的呼吸。这时，平静的心会变得更加平静，焦虑的心会转为平静，因为一切焦虑、不安、愤怒等负面情绪在当下都无法兴风作浪。

在接下来的章节中，我们会具体强调在生活中"随时观呼吸"的练习。

观息法练习时间及进度要求：

（1）每天练习不少于两次，可随意增加练习次数。

（2）每次练习20分钟，练习10天，可随意延长练习时间。

（3）10天后，每次练习延长至30分钟，可随意延长练习时间。

（4）10天后，每次练习延长至40分钟，可随意延长练习时间。

（5）除非遇特殊情况，否则，尽可能不要减少练习时间和次数。

观息法练习姿态及环境要求：

（1）以盘腿静坐姿态练习，手舒服地放好，合上嘴，闭上双眼。

（2）保持腰背及头的自然挺起，后背不要倚靠东西。

（3）选择令自己感到安全、舒适的环境。

（4）衣着宽松舒适。

（5）静坐最好不选择沙发或靠椅，尽可能选择平整挺实的平面，也可以直接在地上铺上坐垫静坐。

观息法练习的操练要点：

（1）持续不断地觉知（专注）鼻孔的呼吸进出，除了呼吸以外，其他的一切都不去管它。

（2）练习中不去寻找任何感觉、效果，也不去排斥任何令自己感到不愉快的现象，只是觉知鼻孔的呼吸进出。

（3）练习的重点在于觉知和平等心，不在于体验到什

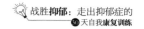
么样的愉悦感受，不在于达到什么，做到什么，消除什么。

（4）心不断地会跑掉是正常的，杂念不断是正常的，种种不愉悦的内心感受、身体感觉的产生是必然的，你所要做的很简单，就只是对此保持觉知，保持平等心。也就是说，不去管它们，持续不断地将心专注在呼吸的进出上。

（5）练习中，只要觉察到走神了，陷入思维了，就拉回到呼吸上。心跑掉了，就再拉回到呼吸上，跑掉了，就再回来，如此反复练习。

（6）练习中尽可能不打开手脚，不睁眼。

观息法练习注意事项：

（1）当前，尽可能不在室外静坐练习，外部的气流会干扰你对自然呼吸的观察。

（2）不宜在令自身感到紧张或不舒服的环境练习，这将使你无法沉下心来练习。

（3）不宜在吃太饱的情况下练习。肚子太饱，会使你的静坐很困难，并容易出现瞌睡和昏沉。

（4）不宜坐在过于松软的垫子上练习，长时间静坐，反而会令你感到不舒服。

（5）不必刻意模仿某种静坐姿态练习，自然盘腿静坐就好。观息法练习的重点在于觉知和平等心。如果过往有静坐习惯的人可以保持原有姿态。

观息法的疑问解答

1. 观呼吸怎么就可以治疗心理疾病?

呼吸和心紧密相连。任何一种思想及感受的产生，不管是愉悦的还是不愉悦的，都会显现在呼吸上。当心中产生负面的情绪时，呼吸就会失去它正常的节奏，变得粗重、急促；当内心平静、安定时，呼吸就会变得轻柔、顺畅。呼吸就像一面镜子，如实地反映出我们当下的思想及情绪（感受）。借由观察呼吸，我们就是在间接地观察我们的思想及情绪，观察这颗心。

观察呼吸，就只是单纯、如实、客观地观察，没有贪求，没有厌恶、批判，也没有纵容和打压，这就是一种顺其自然、无为的过程。经由持续、客观地观察呼吸，负面的情绪就会随之消失。

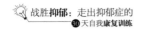
　　这种身心的现象，正如内观大师葛印卡老师所说的："它就像一个硬币的两面，一面是心中生起的思想及情绪，另一面则是在身体上的呼吸和感受。每一个思想或情绪，不管它是有意识或无意识的，每一个心中的杂念都会立即显示在呼吸和感受里。"

　　"因此，借由观察呼吸或感受，你便是间接地观察心中的杂念，是如其本然地面对实相而非回避问题。接着杂念就会失去力道，最后烟消云散，你将获得安详和快乐。"

　　呼吸就像一个身心连接的通道，随着持续地观察呼吸，我们就是在不断深入内心、了解内心的过程。这就像我们在照镜子，通过镜子我们得以看清自己。所有隐藏在心中的情结、负面积累，都会被剥离出来，进而去除，心得以净化。

2. 为什么是观察呼吸而不是其他对象？

　　有很多修心，疗愈心灵的方法，以其他种种的专注对象来练习，这都很好。但这个方法"观息法"，就只是要求我们以持续专注的心观察呼吸的进出，除此之外，没有别的。

呼吸人人皆有，它伴随着生命的开始到结束。呼吸完全是当下的显现，没有想象，没有回忆，没有猜测，没有任何宗派色彩，也没有任何教条主义的东西。呼吸是普通的，是人人存在的一种当下的生命现象。

但并不只是因此才选择呼吸作为专注的对象。呼吸和心紧密相连，任何一种思想及情绪的生起和变化，都会立即显现在呼吸上，会发生相应的变化。当心中产生负面情绪时，呼吸就会丧失它正常的节奏，变得急促、粗重。当内心平静时，呼吸就会变得顺畅、轻柔。呼吸就像一面镜子，如实地显现出心的面貌。当我们观察呼吸时，我们就是在间接地观察我们的思想及情绪（感受），就是在间接地观察我们的心，就是以客观的如其本然地去面对，没有批判，没有参与。当我们如此做的时候，一切的烦恼就会失去力量，并逐渐地自动消失，就像燃烧的火焰，当停止添加燃料时，火焰就会因没有燃料的支持而熄灭。我们的心也是如此原理。

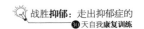

3. 什么时间下练习观息法最好？

任何时间练习观息法都是很好的净化心灵过程。当然，生活中毕竟我们有很多的责任和工作，那么，在有限的时间，且没有特殊的习惯及事情下，我们通常可以选择在早晨醒来之后或晚上睡觉之前练习，饭前或饭后半小时也可以练习。

4. 在哪里练习观息法最好？

一个好的环境，对于观息法练习是很必要的。所谓的好，不一定是瑜伽馆或专业的静心场所，只要是安静的、不被打扰的、不会让你感到不安的地方就可以。

5. 观息法是一种宗教吗？

观息法，就只是要求我们以持续专注的心，观察呼吸的进出，没有贪求，没有厌恶。除此之外，没有别的。借由观察呼吸来训练心的专注，来培养一颗顺其自然的心，一颗活在当下的心，进而改变旧有的不健康心理模式。这样的一种方法，是训练我们遵循自然法则生活的心态，没有形式化的教条，没有盲目崇拜。试问，我们如何能将这样一种顺其自然的方法界定为一种宗教呢？

6. 观息法的重点是什么？

观息法要求我们如实地观察呼吸的进出，但这只是这个方法的一种技巧，这个方法的重点是觉知和平等心。以持续专注的心，觉知呼吸的进出，并且保持平等心，除此之外，其他一切引起注意的，无论是愉悦的，还是不愉悦的，都只是不去管它。也就是说，就只是保持觉知、保持平等心。

7. 如何理解观息法中的觉知和平等心？

简单来说，觉知就是知道、清楚、了解的意思。觉知是当下的，它不是过去的，也不是未来的。过去的是回忆，未来的是想象。对当下如其本然地知道、清楚、了解，就是觉知。

平等心即平常心，不纠缠、不执着的心，一颗顺其自然的心。平等心是，当有愉快的感受产生时，不期盼它持续下去；当有不愉快的感受产生时，不期盼它赶快消失。平等心是一颗平衡、平稳的心，是一颗活在当下的心。

8. 观息法练习的目的是什么？

观息法的目的是培养觉知和平等心，一颗能保持顺其自然、活在当下的心，面对人生的盛衰起伏，能保持心的平衡、平稳。

这种觉知和平等心的培养，就是心的净化、心的习性模式改变的过程。所有过去产生的心结及负面积累，都将在这种练习中得以去除。

9. 观息法是一种注意力的转移吗？

恰恰相反，这个方法教给我们的是面对，既不纵容，也不打压，是平常以对，是顺其自然。转移注意力不能根本解决问题，很多时候，是一种逃避。该面对的，无法通过逃避解决问题，唯有正确地面对才能解决问题。

观息法不是逼迫我们苦苦地去面对痛苦，更不是要我们忘记或排斥痛苦，而是取中道的方式，让痛苦自然流动，进而化解。痛苦出现了，我们不排斥它，也不参与它，就只是对其保持觉知，保持平等心。没有纵容，也没有打压，就是顺其自然，就是无为。

10. 观息法适合我吗？

观息法适用于每一个人。呼吸是一个人人皆可专注的对象，呼吸是身与心连接的纽带。每当我们的身心产生变化，无论是愉悦的、还是不愉悦的感受产生时，我们都会发现呼吸进而也会发生相应的变化。当我们持续地观察呼吸时，我们就是在间接地观察情绪及思想，观察我们的身。

我们将会感受到，当我们持续、如实地观察呼吸，没有贪求心和厌恶心，一切的不愉快感受都会自动消失，身心恢复统一，健康和谐。我们会在练习中不断体验到，身心是一体的，是交互影响的，一切没有恒久不变的，无论是头脑的想法，还是内心的感受、身体的感受，一切都是生起、灭去的无常变化现象。对这种无常的变化现象越加深刻地体验，对身心交互影响的了知，就是平等心培养的过程，就是去除旧有习性心理模式的过程，就是去除这种贪求、厌恶的执着心的过程。如此方法，是科学的，是普遍通用的，是符合自然法则的。所以，观息法适用于每一个人，无论他是什么民族、什么国籍，或是哪种宗教信仰，都可以通过这个方法而不断获益。

11. 观息法练习感到很痛苦，会不会不适合我？

痛苦是必然会有的，所有练习这个方法的人无一例外。从另一个方面来说，痛苦是这个方法的一部分，我们就是要将痛苦作为工具，才能不断地发展平等心，去除心的习性。随着我们持续地练习，深层的习性会不断地被剥离出来，就像洋葱皮，一层又一层地被剥除。所有习性的显现对我们而言，都将会是痛苦的，它不是表现在心理上，就是表现在身体上。所以，不要担忧，这就是疗愈的过程，要坚决、持续地练习，你一定会越来越好的。

12. 观息法练习多了会有坏处吗，它可以一直去练习吗?

观息法是净化心灵修身养性的一种非常好的修炼方法，持续练习会让我们的身心变得越来越健康、和谐。练习越多，我们的心就会获得越多的平静。试问，平静又怎么会有坏处呢? 平静的心，自会拥有一个健康的身体。身体每天都需要食物的补充，才能保持能量的平衡；同样的道理，每天观息法的练习，也正是对心灵的滋养，维护心灵的平衡过程。我们的身心会因持续地观息法练习变得越来越健康、和谐，我们会变得越来越自在、快乐。对于这么好的一个方法，我们应该一生保持练习，让它为我们的人生保驾护航。

13. 如何盘腿? 腰背可以靠着吗? 手又放在哪里?

只要是双腿自然蜷起，腰背自然挺直，头抬起来就可以。你不需要难为自己去模仿某种坐姿。是单盘还是双盘或是其他姿态，这都没有关系。当然，如果你有这方面的经验，比如练过瑜伽或是静坐等，那你可以保持以往的姿态，否则的话，就把双腿自然蜷起来就好。除非你的身体

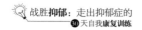
有某种状况不能盘腿，那么，你可以坐在椅子上。

但要注意的是，你的腰背和头不能倚靠任何东西。虽然有倚靠会让你感到很舒服，但是用不了多长时间，你可能就会睡着了。即便你坚持不睡，但是长时间的倚靠所产生的酸痛感觉，要比你腰背挺直所产生的感觉更痛苦，并且影响你身体气脉的畅通，这一点很重要。

练习时手放在哪里，这同样没有要求，你怎么舒服就怎么放，并无大碍，但只要手放好之后，就尽可能不要乱动。

14. 为什么要盘腿？

盘腿，是众多禅修的基本功夫。观息法带有禅的色彩，但它却是非常开放、没有任何信仰束缚的修心方法，它贴近我们的生活，没有任何禁忌。本书所阐述的观息法练习，甚至比瑜伽更简单、方便、容易操作。虽然是要求盘腿，但此方法只是要求你自然盘腿就好，不必刻意达到某种体位或标准。

对于有些静坐来说，盘腿质量的好坏，可能直接影响入静程度的深浅，但是对于我们这种练习来说，觉知与平等心才是整个练习的核心。

南怀瑾大师认为：人体就像一棵树，但和树不同的是，人的头才是根，而腿是枝叶。打坐修心的话，必须将枝叶收敛起来，这样才能保证能量集中在上半身。

从中医上来说，盘腿的姿态也有助于气脉通畅。虽然盘腿时间长会让我们感到麻木疼痛，然而，这主要是心理因素干扰了气脉的流通运行而导致的。经由持续练习，心理会逐渐安定，我们就会发现疼痛感慢慢减少，同时，我们也克服了掩藏在心底的某些情结。

经过长久经验的总结，如果是站立入静，时间长了会重心不稳，容易摔倒。人清醒时还好，如果犯晕时，人就更容易摔倒。弓字步或马步等也会出现同样的情况。一般坐着或躺着入静，由于生理原因，人的精神身体容易处于舒逸状态，很容易睡着，达不到入静的效果。所以盘腿静坐克服了站、坐、躺等其他姿势可能会存在的问题。

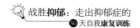
15. 如何观察呼吸，有时观察不到呼吸了怎么办？

观察呼吸是一个很简单的过程，只需如实观察（觉知）你当下鼻孔的气息进出，而不是嘴巴的进出气，也不是你想象中的呼吸。观察鼻孔每一次的气息进来和出去，不管呼吸是长短、快慢、冷热，还是经过了你的左鼻孔、右鼻孔或是同时两个鼻孔，你就只是对此保持觉知，保持平等心。也就是说，你感觉到是什么样的呼吸现象，就是什么样的呼吸现象。你就只是如实地观察当下呼吸的自然发生，而不是你所想象的，或你认为应该是什么样的。

不要陷入思考。有时头脑可能会这样问"上一次呼吸是热的，这一次是凉的，那下一次会是什么样的呢？""怎样观察呼吸才是最正确的呢？"要了解，不管头脑产生什么样的疑问，什么样的判断，你就只是对此保持觉知，保持平等心。也就是说，你只是如此知道而已，但不去管它，不参与它，呼吸一直在那里，一直在发生，你所要做的，就只是专注在当刻的呼吸上，不去判断、想清、解决、确认任何的问题。

练习中，有时也会出现这种情况：观察不到呼吸了。

这种情况说明，你分心了。当然这会有两种表现，一种是你陷入了某种思绪中，另一种是你强迫自己观察呼吸的形态，在强迫心理作用下，有时就会出现视而不见的感觉。本来你已经观察到了，但你却被自己制造出的感觉欺骗了。遇到这种情况你可以做两至三次的深呼吸，然后继续专注自然呼吸的进出。倘若仍然是观察不到呼吸，也没有关系，那你就对此保持觉知便是。注意，尽量不要频繁去做深呼吸，你所要做的是持续地观察自然呼吸的进出，而不是人为刻意地呼吸调整。

16. 可以掺入持诵、观想或数息吗？

对于观息法练习，请保持它的本来面貌。我知道有许多其他的方法，让你在观察呼吸的同时，在心中持诵或默念某些词句，或是去观想某个神名。有的技巧还让你在观察呼吸的同时去数息，比如把自己的呼和吸合算为一次，每一次的呼吸数一个数字，从一数到五或是数到十，然后再从一开始数……

我自己也体验过这些方法，虽然内心可以很容易专注

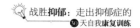
和平静下来，但是我仍然不推荐掺杂任何念诵、观想或数息等的方法。如之前我所提到的，诸如此类的方法，容易让我们生起执着的心。因为这里面有我们的贪求之心，而不是体验当下的真相，而观息法就只是同当下的实相在一起。因此，就只是去观察当下如实的呼吸，训练我们安住当下的心，进而改变我们不断妄想的心理模式。

17. 为什么要闭眼？

闭眼可以让我们保持高度的专注，全心地专注在呼吸上，避免眼睛触及的东西带给我们杂念，令我们分心。同时，闭眼也可以养我们的精、气、神，减少能量的消耗，所以人在休息的时候是闭上眼睛，而不是睁着。

18. 练习要做多久？少做或多做会不好吗？

当前而言，20分钟是一个基础的练习时间，接着你应按照练习的时间要求去练习。当然，如果你能花更多时间去练习的话，自然是更好的，观息法练习不怕多做。练习越多，心就会得到越多的净化。

19. 头脑杂念不断，总是会走神，胡思乱想，内心不能平静，该怎么办？

当前我们的心还非常的狂野、散乱、心猿意马、妄想纷飞，不做练习还好，一做练习反而是杂念不断，一片混乱。但不要沮丧，这是正常的，我们就是要借由观息法来驯服这颗心，使它得以净化。随着持续练习，心会越来越安定下来。

我们所要做的很简单，对一切的念头、想法、感受持续地不去管它，不参与它，一旦发现分心了，就将心回到呼吸上，发现陷入联想了，就再继续回到呼吸上。不要去阻止或控制想法的产生，让一切自由来去，你只是做你该做的，观察呼吸，持续地观察（觉知）呼吸的进出。除了呼吸的进出以外，其他一切引起你注意的东西，就只是保持觉知，保持平等心，也就是说不去管它们。

要了解，观息法练习的质量或者说标准，不是以你头脑中念头出现的多少，更不是以你专注呼吸的时间长短来衡量的。我们所要做的很简单，只是专注呼吸的进出，其

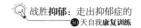
他的一切就只是保持觉知，保持平等心便是。没有控制，没有打压，没有期盼、没有排斥。

简而言之，心跑掉了，就拉回到呼吸上，仅此而已。如果你刻意地要寻求内心的平静，关注自己内心是否平静了——当你这么想的时候，你已经有所期待了，内心反而不能平静。因此，你只是保持平等心便是。

20. 观息法练习中是不是要完全做到"平等心"才算是符合要求呢?

平等心是我们不断练习的目的，所以不要苛求自己完全做到。而且，起初的练习，你也不可能完全做到。倘若如此，你已经是得道高人了，还去做这个练习干什么呢?对于我们平常人来讲，不断地培养平等心就行了。当平等心越强，我们自然就越会是一个自由快乐的人。

21. 观息法练习的质量和标准是什么?

观息法练习的质量和标准不在于我们杂念的多少、专注呼吸时间的长短，也不在于获得怎样的平静或感受。练习的重点在于觉知和平等心。

　　我辅导的一些学员，经常责怨自己练习做得不好，"头脑里杂念不断，内心不能平静，注意力总是不能集中在呼吸上，并且专注呼吸的时间很短"。我很了解，我最初也是如此，很多人最初也是如此。然而，练习在刚开始时就是这样，这是我们必然会经历的过程，所以不要沮丧。

　　当前，我们的头脑就是这样，杂念不断，像猴子一样跳来跳去。上一秒钟你的注意力还在呼吸上，也许下一秒钟你的注意力就跑到某一个念头上了，总是跑来跑去。注意力刚拉回到呼吸上，没过几秒钟又跑到另一个念头上了，也许是想到白天单位里的某个人、某个事，也许是想到刚刚和爱人的一次争吵，也许是孩子这次的考试又不及格，也许是些陈芝麻烂谷子的往事……总之不管是想到什么，不管心是多么散乱跳跃，都不要沮丧。我们所要做的很简单，只要发现心（注意力）跑掉了，就拉回到呼吸上，跑掉了，就再回到呼吸上。除了呼吸以外，其他一切的想法、念头、感受，只是保持觉知、保持平等心便是。

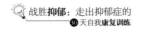
22. 在观察呼吸的过程中，感觉自己不会呼吸了，或者是感觉自己在控制呼吸该怎么办？

这个练习在于觉知和平等心。如果是不会呼吸了，你也只是知道"好像不会呼吸了"；如果是控制呼吸了，你也只是知道"好像控制呼吸了"。总之，你只是与实相同在，经验到什么现象，就是什么现象，你只是对此保持觉知，保持平等心。不用刻意去调整呼吸，呼吸一直在那里，一直在发生。当气息从鼻孔进来了，我知道气息从鼻孔进来了，当气息从鼻孔出来了，我知道气息从鼻孔出来了。不做任何的分别、判断和思考，心持续地跟随当下的呼吸进出。

在整个观息法练习中，我们的头脑就像猴子一样跳来跳去，一会儿想这个一会儿想那个，总是在胡思乱想。但没有关系，只要发现自己在想了，就保持"平等心"，将注意力（心）拉回到呼吸上。

我指导过很多练习这个方法的学员，我了解练习并不轻松，可能会遇到各种困难。总是有人抱怨，不是腰酸背痛，就是腿抽筋，不是这里不舒服，就是那里不舒服，这都是很正常的反应。最根本的原因就是，我们的身和心都在习惯的模式下打转，而现在你所做的事正好违反你身心以往的习性，它们当然会开始反抗。身体仿佛会对你说："这不适合我。"心也开始抗拒："这不适合我。"你会觉得非常不舒服，这是自然的，但慢慢地它们会被你降服。

起初，我们会感到不舒服是因为，我们以往的生活和学习从来没有允许我们毫不批判或停止思考，就只是去观察呼吸。而我们现在做的是去获得一种全新的体验，当新的体验模式与旧有的不同时，自然会有种种的冲突和障碍。

当你按照这个方法持续地练习时，也就是当你开始观察你的呼吸时，只是如实单纯地观察呼吸，这时候所有的难过、不舒服就开始显现出来。这个过程有时令我们很痛苦，但却是一个好现象，因为痛苦已经不再隐藏在内心深处。只有让痛苦、让过去的情结浮现出来，才能得以被去除，这就是疗愈的过程，与中医所讲的"排毒"有相似的道理。

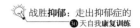
23. 为什么在观息法练习中有时反而觉得杂念比白天还多？

这是因为你开始关注自己的内心了。以往我们总是盯着外在，心更多是在外境上，当你开始练习时，你的目光都收回到了内在。就好像所有的"门"都关上了，屋内任何一点动静都会引起你的察觉。

从另一方面来说，当你只是专注呼吸的进出时，心就会变得越来越敏锐，而你也自然对思绪及身体的变化，越来越能保持觉察。这是一个好的现象，只有心变得敏锐了，才能更快地保持觉知，保持平等心。如此一来，我们也就越是能保持心的平衡和放松。

24. 在观息法练习中有时身体的疼痛正常吗？

所有刚接触这个练习方法的人，都会抱怨不是腰酸背痛就是腿脚麻木，不是这里不舒服，就是那里不舒服。需要说明的是，除了身体有外力创伤或是疾病，那么一切的躯体反应都是正常的。

没有人喜欢痛苦，但是你必须知道，观息法练习中出现的身体疼痛、瘙痒或种种不舒服，是必然会有的反应。事实上，你就是要借由这些不愉悦的感受作为工具，来培养平等心，来了知无常法则。

对于疼痛等种种不舒服，你要做的是持续地保持平等心，也就是说，不去管它，心不断地专注在呼吸的进出上。所有的不愉悦都是无常变化的，最后你都会一一克服这些，无论是多么痛苦，也都只是生起、灭去的无常变化。当然，如果某种疼痛或不愉悦，令你无法忍受，那么你可以调整一下身心状态，否则就尽可能不去管它。所有的痛苦感受都是无常变化的。

无论是佛家、道家、中医，还是心理学，都阐述了一个基本的事实：身和心是一体的。身体的种种反应与心理状况是紧密相连的，除了身体的外力创伤或疾病外，在练习中所出现的种种身体上的不愉悦，都隐含了内心深处的某种情结。借由观息法的练习，我们的平等心得以不断地增长，我们越来越不再纠缠，不再对浮现的痛苦起习性反应。所有的情结、负面的积累，在没有心理执着下，都将

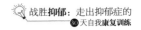
被自动打开、去除，身心变得和谐统一。

自然万物中所有的事物和现象，无论是有形的还是无形的，都是生起、灭去的无常变化过程。同样，我们身心的一切表现也是如此。通过持续地练习，心结被打开，执着被去除，心得以被净化。所以，允许、接受疼痛的出现，一切不愉悦的感受，都是帮助我们去除执着、了知无常的非常重要工具。

25. 怎样对待练习中的愉悦感受？

有些人在练习中，会感觉到种种愉悦的感受。它可能是身体上种种愉悦的感受，如清凉、流畅、轻松等；它也可能是心理上的愉悦感受，如平静、安详、放松、喜悦等。

然而，无论是身体上还是心理上所出现的种种愉悦感受，你都要保持平等心，不去迷恋它们，要知道这些都是无常的。愉悦的感受和不愉悦的感受本质是一样的，一切都是无常变化的。以了知无常的心，对一切愉悦的感受，保持平等心，不去执着，让它自由来去。如此，你就没有失去心的平衡。即使当愉悦的感受消失时，我们同样拥有一颗顺其自然、安稳的心。

26. 能不能刻意寻求某种感觉，或者刻意回避某种感觉？

练习做得越多，你会渐渐看到自己的进步，疼痛的状况会越来越少，你也会发现内心比以前容易平静了。但是这并不代表你在以后的练习中，就不会再有疼痛了；相反，有时似乎会有更强烈的疼痛。心理也是一样，可能会躁动不安。这是正常的现象，每一次风暴的来临都是深层习性的浮现，都是一次释放的过程。换句话说，我们的心就是在这种波动起伏中，不断地突破成长。

无论你练习了多久的观息法，都要保持正确态度：每一次练习都是新的开始，与之前的练习没有关系，不要去与之前的感觉做任何的比较。有很多人在之前的练习中体验到非常好的感觉后，便认为之后的练习也会如此，甚至他们还期待在之后的练习中感受到更好的体验，这是不好的，是执着。

要知道，我们所谓的美妙体验也是无常的现象。无论是让我们感觉好的，还是不好的，是愉悦的，还是不愉悦的，都无一例外。一旦你陷入对某种体验的追求中，执着便由此生起。用佛家的话来说："人所有的苦都是来自于执着，执着放下得越多，苦就会越少。"

执着会控制我们的心，蒙蔽真相，会令你陷入体验的抗拒中。就像一枚硬币，正面和反面是一个整体，你不可能只要正面而抹掉反面。即便你自欺欺人，但它还是存在的。事实上，硬币本无正反之分，只是由于我们有一颗执着的心。当你执着一种所谓的"好"，同时你就会执着于消除相反的一种"坏"。你会在练习中有所体会，如果你总想获得一种好的感觉，当不好的感觉出现时，你就会变得厌恶烦躁。

我们都希望获得美妙愉悦的体验，这很正常，但是我们可以学着以开放的心态对待。当好的感受出现时，我们享受这种愉悦，但我们不执着它持续下去，它是无常的；当不好的感受出现时，我们也接受它的出现，但我们不执着它赶快消失，它也是无常的。当我们以"平等心"去对待人生的盛衰起伏时，心就会常保乐观、安定。所以，整个练习中不要刻意追求某种感觉，也不要刻意回避某种感觉，只是专注呼吸的进出，其他一切都只是保持平等心。

27. 观息法练习中极度的焦躁不安情绪如何应对？

当你的心非常躁动不安时，你可以做几次深呼吸来缓解一下情绪：用力地把空气吸进来，然后屏住几秒，再用力把它吐出去，如此反复做几次。这种方法可以暂时缓解你的情绪，但有时它未必会起到令你满意的效果，所以你不要对它有太多的期待。如果起到了效果，那很好；如果没有，也不要烦躁。

深呼吸过后，继续专注于自然的呼吸进出，除此之外，其他一切现象的发生，就只是保持平等心。在每次练习中，除非你的情绪极度焦躁，否则尽可能不做深呼吸调整自己。要了解，不管当时的情绪是多么令你痛苦，它也是无常变化的，会自动消失。相反，我们正需要将这种痛苦的感受作为工具，来培养我们的平等心，不断地了知无常法则。

147

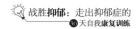
28. 观息法练习中是不是注意到头脑里的念头就是分心了？

这个练习要求我们持续地观察（觉知）鼻孔的呼吸进出，除了呼吸的进出以外，对于其他一切引起我们注意的东西，就只是保持觉知，保持平等心。当我们专注于呼吸时，我们的心就在当下，在当下的心，自然会清楚身心所发生的现象，包括头脑的念头。所以，我们对一切身心现象的发生，无论是头脑的念头、内心的感受、身体的感觉或是外界的声音，都要保持觉知、保持平等心。换句话说，我们只要没有跟随它们走，不去管它们，就不是分心。

29. 在练习中思考或者睡着了可以吗？

在纯粹的呼吸观察中，有两种情况我们要有所注意：第一是不要思考，第二是不要睡着了。

思考只会让你的心变成挣脱缰绳的野马，横冲直撞，让你无法安宁。你在平时思考的事情，不要带到练习中。

观息法练习不是你思考的场所，思考只会蒙蔽你的心，使你陷入无穷尽的纠结中，看不到真相。只有保持平等心才会使你的心安定下来，让你获得来自心灵深处的醒悟。想想看，你有多少的心结和情绪，是你通过思考化解的?

再有就是不要让自己睡着了。那样的话，就失去了练习的意义。一般来说，睡着了有两个原因：一个是你分心了，没有持续地专注于呼吸；另一个原因是，你的腰驼了下来，或者头垂了下来，没有保持挺直，所以你会容易瞌睡、昏沉。因此，你需要保持高度的觉知，当你发现腰或头垂下来时，就再次挺起来。如此，便容易保持清醒。

30. 观息法练习中身体疼痛的话可以变化姿势吗?

观息法练习不是让我们受虐，更不是要自我折磨。观息法是一种心灵净化的修习，是为了让你体验到身心的无常法则，进而去除心的习性，去除造成的心结和负面的积累。

如果练习中产生的疼痛令你难以忍受，那么你可以

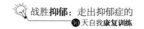
缓慢地调整一下姿态，但你要对这个身体变化过程保持觉知。需要强调的是，除非疼痛让你无法继续练习，否则尽可能不改变姿态，不打开手脚，不睁眼，头部和腰部可以小幅调整。

身体的疼痛，不足以击败一个人，但当这种身体上的疼痛加上心理的疼痛时，这种疼痛才会将我们击败。真正的疼痛来自心理的反应。当我们持续地专注呼吸，并且对一切身体的疼痛及种种不愉悦的感受，持续着保持平等心，持续地不去管它们的时候，心理的作用就停止了。没有了心理作用的身体疼痛，就像燃烧的火焰，不再添加燃料之后，火焰就会自动熄灭。

身与心就是如此交互作用，借由身体的种种不愉悦感受，不断地培养平等心，去除执着，达到心的净化。

当我们越是能对身体上的疼痛等种种不愉悦的感受保持平等心时，我们也就越是能对生活中一切的不如意、不愉快，保持平等心。事实上，当我们的平等心不断地获得增长时，以往那种容易打结烦恼的心也自然改变了。

31. 无法专注呼吸怎么办?

无法专注呼吸的一个主要原因是,你的心不能放下纠结。你很可能把生活中的一些冲突事件,或是某些令你搅扰不安的情绪带到练习中了。有些问题不是你通过思考或是想清楚就能解决的,因此,不要在练习中去思考、去想清什么问题。你要时常告诫自己:我绝不在练习中去思考、想清、解决任何问题。

要知道观息法练习绝不是你思考的场所。如果你觉察到心里的"喋喋不休"让自己无法专注的话,也不要批判自己,就只是保持平等心,不去理睬那些想法,回到呼吸上来。注意力跑掉了,没关系,那就再拉回到呼吸上。又跑掉了,就再拉回来,如此反复。不用为无法持续专注而感到挫败,这就是练习的过程。随着持续练习,我们的心自会变得稳定。

32. 观察(觉知)不到呼吸了怎么办?

你只是与实相同在,也就是说,你感受到是什么样的,就是什么样的。如果是明显的呼吸,你就只是觉知

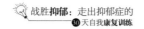
（知道）它是一次明显的呼吸；如果是不明显的呼吸，你就只是觉知（知道）它是一次不明显的呼吸；如果是没有感觉到呼吸，你也就只是如此觉知（知道）而已。总之，你感觉到什么样的呼吸，就是什么样的呼吸，你不需要刻意调整自己的呼吸。

你只是持续不断地将心专注在鼻孔处，气息从鼻孔进来了，你知道气息从鼻孔进来了。如果呼吸是明显的，就是明显的；如果呼吸是不明显的，就是不明显的；如果没有感觉到呼吸，也就只是没有感觉到。不管你当下感觉到是什么样的呼吸现象，就是什么样的呼吸现象。

33. 观息法做不下去了，做得很痛苦，感觉问题更多了怎么办？

观息法是一种很特别的方法。所有隐藏在内心深处的心结及负面情绪，都将会随着我们的持续练习，层层地剥离出来进而被去除。这种负面积累的浮现，不是表现在情绪上的不愉悦，就是反应在身体上的不愉悦。这种不愉悦的显现，自然是令我们痛苦的，但这就是释放，就是疗愈的过程。

练习中感受到的痛苦，是这个方法的一部分。我们就是要将种种的不愉悦的感受作为工具，来培养平等心，达到心的净化。

某些时候，在练习中，我们甚至会遇到各种问题、各种不愉悦的感受，整个人处在非常痛苦、非常混乱的状况。对此，你必须要坚定决心，只要你是按照方法的要求练习，是以觉知和平等心的原则练习，就不会有错。你所经历到的种种痛苦，都只是一次又一次深层积累的浮现。所以，不要动摇，你要耐心地持续练习，最终你一定会战胜一切的。

34. 感觉观息法没有效果，心还是不能平静，放松不下来怎么办？

任何时候，在这个练习中，都不要寻找任何效果、任何感觉，更不要去打压或是抵抗任何一种你所不喜欢的现象，你所要做的就只是持续不断地专注在鼻孔的呼吸进出上。这就是你要做的，这就是这个方法的要求。如果你以

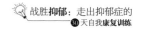
贪求的心去练习，你不仅无法获得平静，相反，只会让你的心变得混乱焦躁。

当我们只是以平等心，以没有贪求、没有排斥的心，去观察呼吸的进出时，心自然就平静下来，所有的事情也会逐渐变得明了。但这一切都是自然而然的结果，而不是一种执着的结果。

35. 观息法练习中杂念不断怎么办?

杂念不断是正常的，这就是我们当前的心，而我们也正是要通过这个练习不断地训练这颗心。

在相当长的一段时间练习中，我们会发现心非常的狂野，喋喋不休，杂念纷飞。相干的、不相干的、荒谬的、滑稽的，各种各样的念头此起彼伏，但不管是什么样的念头，令你多么的痛苦，你都要最大限度地保持耐心，对一切的想法、念头，都不参与它，不去管它，保持平等心。你所要做的，就是持续地将心专注在鼻孔的呼吸进出上。心跑掉了，就再回到呼吸上，跑掉了，就再回来，如此反复。就好像除了呼吸的进出外，其他的一切都和你没有关系。

36. 观息法练习好像越练越烦躁，问题越多，身体反应越强烈，该怎么办？

当你在练习中，变得越来越烦躁，或是越来越痛苦时，你要检查自己是不是以觉知和平等心的态度练习。

观息法练习在于觉知和平等心，心持续不断地专注在呼吸的进出上。除此之外，其他一切你所经验到的，所注意到的，就只是保持觉知及平等心。你不去贪求什么、寻找什么，也不去消除什么、控制什么、抵抗什么。只要我们是以这种正确态度去练习，就没有问题。如此来说，我们的问题就很清楚了，我们产生的种种烦躁或是强烈的身体反应，也都只是心的习性浮现。所以，不要沮丧，不要退缩，这就是一种负面积累的释放，就是心的疗愈过程。

37. 观息法练习是不是就是为了让自己平静下来？

平静不是最终的目的，平静只是一个附产品，只是通往目的地的一个必然会路过的阶段。观息法的目的是培养觉知和平等心，一颗顺其自然、活在当下的心。

38. 如何检验自己观息法练习是否正确？

观息法练习不在于我们感受到什么现象，而在于保持觉知和平等心。因此，只要我们是如实地观察呼吸的进出，除此之外，一切感受到的，引起注意的，都只是保持觉知，保持平等心，这就是这个练习的要求。

39. 练习中身体上出现的不自主反应是怎么回事，要怎么处理？

练习中，无论身体出现任何不自主的反应，它也许是麻木、抽动、抖动、摇摆、打嗝、排气或是其他种种身体反应，但不管是什么样的反应，都不必担心，我们也就只是对其保持觉知，保持平等心便是，仍然持续地观察呼吸的进出。当然，如果当下的身体反应令你难以承受，可以稍作调整或暂停，当缓解之后，仍然继续保持练习。

40. 观息法练习应精进坚持吗？

任何的成功，都是持续不断的努力结果。蜻蜓点水，或是三天打鱼两天晒网式的付出，不会获得成功。我们所进行的是一项非常伟大而殊胜的功课，关乎我们要过一个什么样的人生。幸福、自由、快乐、安定是每一个人根本的人生诉求，但它们来自哪里，这一切不在外在，都在我们的内在，在我们这颗心中。好好地去修我们这颗心，一切的美好都将像泉水一般，由心而发。

41. 观息法练习中对一切的问题，如身体的反应、心理的反应都保持"平等心"，即"不管它"，是不是一种逃避的表现？

平等心即不管它，没有逃避，也没有放纵，而是不纠缠、不执着的表现，也就是顺其自然。

42. 为什么起初练习挺好的，后来就不好了？

表层的烦恼是容易去除的。起初，我们较容易通过练习，获得一些明显的改善。但是，随着练习的持续进展，

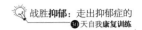
所有隐藏在心中的情结，都将被层层地剥离出来。越深层情结的显现，往往越是痛苦的，就好像将皮球摁在水下，压得越深，反弹的力量就越大。但我们不必害怕，不要退却。当进展到这个阶段时，我们也培养起了相应能力的平等心和定力。我们会在精进的练习下一一突破。

43. 观息法为什么要练习 1 小时，并且坚持不改变姿态？

当观息法练习 30 天后，时间要达到 1 小时，并且不改变姿态。这并不是一个随意的要求，而是有着科学的道理。无论是从禅学，还是现代科学的角度来说，1 小时是一种深入的身心启动和修复的过程。这类似烧开水的道理，我们必须持续地加热到一定时间，才能将水烧开，达到沸腾。

虽然，这个过程会经历诸多痛苦，但这都是我们要面对的。20 分钟、40 分钟我们都还是比较容易坚持下来，但从 40 分钟到一小时这个过程，就开始变得痛苦、煎熬，身心开始产生种种的强烈反应。这都是必然的。从另外一个方面来说，我们就是要通过这个时间长度，并且不改变姿态，才能将心的深层习性挖出来，进而去除。

44. 为什么观息法练习有时感觉很好，有时就不好？

一切都是无常变化的，在这个方法的练习中，我们会反复体验到，无论是头脑的思想、内心的感受（情绪），还是身体的感觉，一切的一切都没有恒久不变，都是生起、灭去的无常变化现象。我们正是在这种不断的无常现象体验中，不断地增长平等心，进而去除心的习性，去除这种贪求、厌恶的执着心。

从另一个方面来说，我们在练习中每一次所感受到的不好状态，都是深层习性的一次次浮现。

我们如何净化这颗心，去除心的习性呢？道理很简单，就是让过去累积的习性浮现出来，进而去除。当我们对产生的一切愉悦和不愉悦的身心体验，保持平等心时，一切的心结及负面累积，都将一一被去除。就像燃烧的火焰，当我们不再继续添加燃料时，火焰就会自动熄灭。心的原理也是同样。

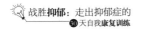
45. 观息法练习过程中老是想哭怎么办？

想哭这很好，这是很好的情绪宣泄。如果没有特殊的情况，练习中任何时候想哭，那就哭出来，不要控制自己的情感。

46. 观息法练习中，头脑老是会想到或浮现各种不好的东西，该怎么办？

这就是这个方法的奇特之处，所有隐藏在心中的负面情结和积累，会以不同的形式显现，进而被去除。它也许是过去发生的，是非常细枝末节的，或是被遗忘的，或是不着边际的，或是对未来的种种忧虑。总之，不管头脑出现多么不愉快、不好的东西，让一切自然流动，你所要做的就是对此保持觉知，保持平等心，就好像一个沉默的局外人一样，不去管它便是。

47. 观息法练习中产生情绪的波动是什么原因？

我们以觉知和平等心的原则练习观息法，就是不断迈向光明的过程。但这个过程并不是一帆风顺的，我们会经历痛苦，会经历反复的情绪波动，虽然，这令我们很痛苦，但结果是好的。这都是深层的情结，是负面的积累被挖出的过程。每一个情结或是情绪的显现，都会是一种不愉悦的感受体验，但这就是清理的过程、疗愈的过程，我们无法回避。事实上，我们恰恰就是在这种面对的过程中，不断地体验、了知无常的法则，进而增长平等心、去除心的习性，达到心的净化。

48. 观息法练习时，没有办法完全专注于呼吸，会同时注意到腹部的起伏或是身体的感觉怎么办？

这个练习就只是要求我们持续不断的观察鼻孔的呼吸进出。除此之外，其他任何引起我们所注意到的现象，不管它是头脑的想法、内心的感受，或是身体的感觉，我们也就只是注意到而已，但不去管它，仍然持续不断地观察呼吸进出。我们的焦点就只是鼻孔的呼吸进出。

有时，也许我们在观察呼吸的同时也会注意到腹部的起伏，或是身体上的某个感觉，或是头脑的某个想法，或

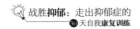
是内心的某种感受，再或者是外界的某一个声音。这没有不对，注意到也就只是注意到而已，不去管它，心仍然还是持续地专注于呼吸的进出就行了。

49. 观察呼吸总是会去注意鼻孔到胸腔，再到腹部的整个呼吸过程，怎么办？

观息法所要求的就只是持续地观察（感觉、觉知）鼻孔的呼吸进出，也就是说，对包括鼻腔及上嘴唇以上，鼻孔以下这个三角形的范围的呼吸进出，保持觉知。对于胸腔和腹部的呼吸过程及起伏，或其他一切引起你所注意到的现象，都只是不去管它。持续地将心专注在鼻孔的呼吸进出上，这就是这个方法的要求。

50. 盘腿时间长了会不会导致血液不流通，或是对身体造成损害？

我们完全不必担心。相反，你会越来越能体会到，盘腿会给你带来许多改善。腿的柔韧性会比以往更好，而且步伐矫健，身体轻盈。

观息法练习的正确态度：

（1）观息法不是尝试去经验一些你读到、听到、闻到或想象的东西，就只是如实地观察鼻孔范围的呼吸进出。除此之外，其他一切经验到或是引起注意的，就只是保持觉知及平等心。

（2）对身心所经验到的现象，不管是愉悦的，还是不愉悦的，轻松地接受，并保持觉知，保持平等心。

（3）注意力只是放在当下的呼吸上，不沉湎有关过去的思想中，不陷入有关未来的想象中。

（4）你是否在贪求、在寻找什么东西，是否在排斥、在抵抗什么东西，如果如此，这都不是平等心。

（5）不要尝试去营造什么东西，也不要去排拒正在发生的东西，你只是保持觉知，保持平等心便是。

（6）不去期盼任何东西，渴求任何东西，也不去排斥任何东西，抵抗任何东西。有以上心态，你都很难进行练习。

（7）观息法不是你思考的场所，所以，练习中，不要试图去想清什么，解决什么，得到什么，消除什么。

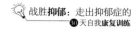
（8）不要尝试去令事情如你想的那样，你只是知道事情如其本然地发生，就只是保持觉知便是。

（9）观息法练习在于觉知和平等心，对身心经验到的一切现象，只是如其本然地知道，不参与它，让一切自由流动。

（10）无论任何想法的产生，无论任何情绪的产生，也无论任何身体感觉的产生，不管它是愉悦的，还是不愉悦的，都只是接受它，且保持觉知，保持平等心，不去贪求什么，不去排拒什么。

深度疗愈抑郁症的
行动计划

一、深度疗愈方案的具体内容

为期 30 天疗愈抑郁症的实施方案，只要我们正确勤奋地练习就一定会获得改变。当然，每个人的情况及程度会有所不同，改变也或大或小。但是，只要能持续地保持练习，我们一定会越来越好，最终走出抑郁。因此，为了

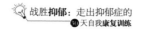

让我们的心能更深入、更全面地得到改变，我为你继续列出了一个深度疗愈的练习方案。

深度疗愈练习同先前 30 天疗愈方案的练习内容基本相同，但进一步加强了誓言法练习的内容和观息法练习的时间长度。

深度疗愈练习包括誓言法、净化法、观息法和随时观呼吸四种操练。

你可以依自身的情况按照练习要求，以 30 天为一个周期进行练习，直到自己走出抑郁。

以下便是这项"深度疗愈的练习方案"，只要我们耐心、勤奋地坚持练习，我们的心会得到更深入的净化和改变，最终走出抑郁。

二、深度疗愈方案的实施

1. 正面思想的誓言练习

如何练习：

（1）依照自己的感受，从不同的小标题中挑选贴近自己情况或有共鸣的誓言句子练习。

（2）以5天为1课的形式练习。

（3）每课的练习誓词不超过5句。

（4）每个标题，每次挑选不超过2句。

练习要求：

（1）最好不要随意拆分或更改誓言句子的内容。

（2）不对练习内容做任何的合理评判、任何的理论分析。

（3）每天练习时间不少于1小时，且越多越好。

（4）对练习的句子能达到熟练背出，且脱口而出是最好的。

（5）可以持续重复练习某些誓言句子（誓词），包括30天行动计划中的誓词。

紧张、焦虑：

（1）无论什么念头、什么想法、什么感受的产生，都不代表什么，更没有好与坏，我所要做的是，对一切的产生保持平等心，就只是保持平等心就行了。

（2）无论是什么样的想法引起什么样的感受，或是

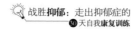
什么样的感受引起什么样的想法，都不代表什么、说明什么，更没有好与坏，自然法则所教导的是，对一切经历到的，就只是保持平等心就行了。

（3）人的思想很简单，无论出现多么不好的念头、多么不好的想法，不管它是一次、两次还是反复出现，都不代表什么、说明什么，只要保持平等心就行了，自然法则自会处理好一切。

（4）在自然法则内，根本就不会有烦恼的存在，所有的烦恼都只是人为制造的，我岂能再做自寻烦恼的人呢？我愿意对一切产生的烦恼持续地保持平等心，因为，我已经接受了自然法则的庇护。

（5）无论多么不好的感受产生，我只与你同在；无论多么不好的想法产生，我只与你同在。我不再设法消除什么、改变什么，自然法则自会为我处理好一切。

（6）我放下过去的，我不再试图去想清、解决、排除任何的问题，我也不再试图去寻找、贪求任何一种我所期望的感受和状态。今天起，我只愿对我所经历的一切，就只是保持平等心，也就是不去管它就行了，自然法则自会为我处理好一切。

（7）所有不愉快的情绪都只是我情感的一种表现，我接受它们，而不是再像以往一样设法消除它，自然法则自会为我处理好一切。

恐惧、不安：

（1）我正在成长，我不再需要去反复担心什么来维护一种安全，我也不再需要去反复想些什么来获得一种安定，我相信自然法则自会为我处理好一切。

（2）生命不只是一种物质身体的显现，更是一种精神力量的存在，这种存在不会终结，而是一种生生不息的日升日落，这就是大自然的法则。

（3）当我害怕时，我不再去想；当我焦虑时，我不再去想；当我绝望时，我不再去想；当我有一切难过的想法和感受产生时，我都不再去想、不再去纠缠。我知道内心的安宁，无法靠头脑的"想"来获得，我只要保持平等心就行了，自然法则自会为我处理好一切。

（4）当我心中有紧张，有恐惧，有一切不安的时候，我知道，我一定是背向了自然法则，我要怎么做呢？我只

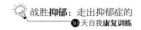
要保持平等心就可以了。

（5）自然法则早已赐予我圆满之爱，因此，我无须外在的填补，也无须在用恐惧和怀疑达到目的。

（6）我现在放弃一切不安和充满危险的旧思想，我现在接受世界总会是安全和谐的，人们总会是友好和善的。

不平等、抱怨：

（1）生命中所发生的，无论是拥有，还是失去，都不代表一种所谓的好与坏，在自然法则下，一切都只是因缘变化现象，都只是不同形式的平等。

（2）每个人都活在一种被爱和被认同的诉求中，差别只是内容不同，心理的诉求却都是一样的，这真是可怜，我们不清楚自然法则的圆满之爱，一直都存于我们内心处，何须向外去求呢？

（3）过去我习惯看到别人的过错，现在我容易看到别人的美好，过去我习惯去想象别人的黑暗，现在我懂得看到别人的光明，因为，我已经回归自然法则。

（4）每一个人的生命中，都会经历这样或那样的考验，差别只是形式和内容的不同，但考验的本质都是相同的，这就是人生的修炼。

限制性观念（好与坏，对与错，应该与不应该）：

（1）我所追求的只是出于喜欢，我所厌恶的只是出于不喜欢，这一切都不代表一种真理的好与坏、对与错，更没有一种标准和应该。

（2）我放下过去的，我不再去寻找我所认为的一种好，我也不再去排斥我所认为的一种坏，无论我当下是什么样的状态，就只是什么样的状态，我就只是保持平等心就够了，自然法则自会为我处理好一切。

（3）果实的成熟是一个条件具足的过程，我的成长也是如此。今天起，我不再去寻找、不再去期盼我所想要的"好"，我所要做的就是尽到我的本分，保持平等心就行了，剩下的自然法则自会为我处理好一切。

（4）我放下过去的，人生没有应该这样，必须那样的规矩，只要遵从自己的感受就可以了，这才是自然法则所教导的。我在这样做，我在这样做。

缺乏自信、无价值感：

（1）我放下过去的，不管我现在缺少什么，没做好什么，处在什么样的状况，都不能代表我的能力怎么样，我的人生会怎么样，只要我内心安定下来，我能做好一切自己想做的事。

（2）我认为自己没用，我认为自己什么都做不好，我认为自己一事无成，我认为自己不如所有的人，不管我认为自己有多么的糟糕，这一切都只是消极思想制造的一种感受而已，无限的创造才是自然法则给我的恩赐。

（3）我具备做好一切事情的能力，无限的潜能和智慧是我的自性，因为我属于自然法则。

（4）爱与力量是我的内在，所以我根本无所畏惧，我有无限力量、无限潜能、无限智慧，我正蓄势待发！

（5）我释放对自己创造力的怀疑和局限，我与自然法则是一体的，只要我内心平静下来，我就能展现出了不起的想象力、创造力。

对生活没有信心及乐趣：

（1）人生很奇妙，我发现随着我心态的变好，一切事情也都变得好看了，我知道这就是自然法则的力量，我爱伟大的自然法则，我爱我自己。

（2）我放下一切的无助和灰心，我找到了我的归宿，我神圣的自然法则，我正变得越来越好。

（3）神圣的自然法则啊，我知道唯有安住在您的门下，才有真正的安详，我正在领回。

（4）（自己的名字），黑夜已去，曙光已露，你现在和未来都会是安全的，都会是好的，自然法则的爱永远会伴随你。

（5）我在自然法则的庇护下，我生命中的一切都只会发生对的和好的，所以我无须担心什么，害怕什么。

（6）无限的创造力是我的本质，因为，我是自然法则的体现，我感谢现在拥有的一切，无论多或少，我都快乐。

（7）我有着天生的优秀气质，一种由内而发令人喜欢的感觉，我爱我自己，我就像一个强大的磁场正在不断地吸引一切好的事情。

（8）我接受生命中的所有过程，我感谢生命中的所有进展，我相信一切的发生都是上天最好的安排，生命中所有的进展，都在以一种形式让我越来越好。

（9）我敞开并接受自然法则对我的恩宠与慈爱，我相

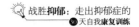
信我生命的一切发生都会是有趣的、好的，从现在起，我
每天我都会容易看到感恩和喜悦。

急躁、不安：

（1）人生不是为了赶时间，生活不是为了赶时间，自
然法则教导我们的是保持平等心，专注当下就行了。

（2）我放下过去的，没有什么是急不可待的，没有什
么是好担忧的，我在自然法则的庇护下，我人生的一切都
终会是好的。

（3）自然法则早已赐予我圆满，我为何还要向外去寻
找呢？我只要想着平等心就行了。

躯体症状及健康：

（1）真正的健康和正常，并不是我过去所认为的那个
样子，今天，我不再去界定自己状态的好与坏、正常与不
正常。无论当下是什么样的状态，就是什么样的状态，我
只想着平等心就行了，这就是自然法则要我做的。

（2）健康、快乐是我的天性，它不会被磨灭，就像再
厚的阴云也无法磨灭阳光，我只要保持平等心，耐心等待
就好了。

（3）身体只是心灵的一面镜子，随着我内心越来越平稳，我的身体也会变得越来越顺畅。

（4）我在成长中，无论我经受哪种身体的痛苦，哪种心理上的痛苦，都是一次次的释放，我接受它，我接受它，自然法则自会为我处理好一切。

（5）我不再需要为身体的症状而烦恼，一切不愉悦的感受就让它自由释放，在自然法则的庇护下，我正在变得越来越健康，越来越轻松。

（6）无论我的身体、我的心里，产生多么不舒服的感觉，也都只是生起、灭去的无常变化现象，我不再纠缠它、抵制它，更不去设法消除它，我只要保持平等心就行了，自然法则自会为我处理好一切。

（7）我能时常提醒自己放松、放松，我能时常告诉自己放下、放下，不再胡思乱想已是我的能力，我正变得越来越健康，越来越自由和放松，我爱我自己，我接纳我自己。

保持平等心，顺应无常：

（1）平等心所教导的是，无论在人生的何种境遇下，

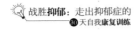
都要保持不执着、不纠缠，就只是与当下同在。顺境时，我享受这种快乐，但我不期盼它持续不变；逆境时，我接受这种失落，但我不期盼它赶快消失。因为我知道这一切都会自动改变的，一切都是无常的。

（2）人的想法是无常变化的，人的感受是无常变化的，宇宙万物的一切都是这种生起、灭去的无常变化现象，这就是自然法则。人生的真理不就是，不断地顺从这种无常变化吗？我在这样做。

（3）无常是一种转变，是一种生机，是一切新的、好的开始。在无常的法则下，我领会顺其自然，我学习不执着、不纠缠，这是快乐、幸福人生的品质。

愤怒、怨恨、被伤害：

（1）很多人都活在紧张和浮躁中，都活在自我保护和小心谨慎中，我过去也是同样。今天，我愿从自身停止再制造紧张和怀疑，我愿以包容和爱祝福他们，因为我祝福了我自己。

（2）我愿意宽恕，我愿意宽恕，宽恕那些曾经伤害过我的人，宽恕他们的恐惧，宽恕他们的无知，我也愿意宽恕我自己，宽恕自己的恐惧，宽恕自己的无知。人活着不就是在不断修炼宽恕的过程吗？

（3）愤怒是痛苦的，怨恨是痛苦的，恐惧是痛苦的，焦虑是痛苦的，一切的不安是痛苦的，还有很多人在痛苦中挣扎，今天我愿以爱和宽恕的心祝福他们早日解脱痛苦。

（4）只有我定的伤害，才会伤害到我，只有我的宽恕才能使我自己重获自由，除此之外，别无他人。

怕比较、自卑：

（1）人生没有高低贵贱之分，更没有谁比谁强，谁比谁弱，有的只是特质的不同，今天我愿意用平等的、尊重的眼光去看待他人，看待我自己。

（2）我不再疲于比较，人生不在于比他人多什么、有什么，也不在于比他人少什么、缺什么。人生的意义是，只要爱自己，接纳自己就够了，这就是自然法则所教导的。

（3）人生的修炼，不是拥有了什么、获得了什么，也不是改变了什么、消除了什么，而是无论在什么样的

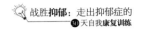
情况下，都越来越能保持平常心，这才是自然法则所教导的。

（4）一切的不足、不如别人，都只因我还在用外在的眼光看待事物，这不是自然法则所教导的。内在的圆满与平等一直就在，这才是我要寻回的。

不满意自己，不接纳自己：

（1）我不需要刻意改变自己要用一种新的观念去看事物，更不需要刻意改变自己要成为一个什么样的人，自然法则一向都是包容、尊重的，我爱我自己，我接纳我自己就够了。

（2）×××（自己的名字），无论你的哪一面，在我心中你们都是好孩子，你们都是平等的、最好的，我永远爱你们。

（3）×××（自己的名字），在自然法则的陪伴下，你已经是最好了，放下对自己所有的苛刻吧，自然法则对你的爱永远都是无须任何条件和要求的。

（4）我放下过去的，不管我举止如何，不管我外表如何，不管我身体好还是不好，不管我做过什么或是缺少什么，都代表不了我的好与坏，在自然法则下，我只会看到宽容和接纳。

（5）我神圣的自然法则，除了你的爱以外，我还能寻找到什么呢？我以为自己还有许多其他的需求，并给它冠以种种的名称，但其实，我一直在寻找的归根到底，就是你的爱，你原本就在我的内在。

（6）我努力做到最好，但我不要求自己十全十美；我尊重他人，但我不需要强迫自己做出让他人喜欢的样子。人生的真理是做自己，接纳当下的自己就够了。

（7）我开始学会爱自己，我不再批判自己做得好不好，我不再处处与他人比较，我不再活得那么辛苦。人生的真理在于无论发生什么，都爱自己，接纳自己。

懊悔、自责：

（1）×××（自己的名字），我与你同在就够了，无论过去怎样，都是你生命的成长，你已经努力做到最好，请记住你是被爱的。

（2）×××（自己的名字），无论你过去做了什么，你都已在当时的条件下做到最好，我永远爱你，我永远都

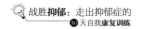
在你的身边。

（3）我不再懊悔自己做过什么、没做什么，我也不再自责自己应该这样或是那样，在我生命中的每一个当下，我都已尽力做到最好。

孤独、委屈：

（1）×××（自己的名字），我了解你一直以来的孤独和委屈，但自然法则的爱从未离开过你，请你站在它的面前吧。

（2）我敬爱的自然法则啊，我感谢你，我已经返回家中，从此不再孤独、不再委屈、不再迷茫，只有您的圣爱，才会温暖我的心灵，照亮我的人生，谢谢你，谢谢你。

（3）我在自然法则的庇护下，我为此欢喜且感恩，感谢您的恩赐，感谢您的护佑，因为有您，我认出了圆满的自己，我不再恐惧、不再孤独、不再委屈。

（4）有自然法则的陪伴，即使所有的人误会我、疏远我，即使所有的人不喜欢我、排挤我，我都能从内心处找到理解、找到爱。谢谢你，我慈爱的自然法则。

在意他人看法：

（1）我放下过去的，无论他人对我怎么看，怎么说，都不影响我纯净美好的本质。我爱我自己，我接纳我自己。

（2）人的认识和觉悟不同，我现在愿意平静地对待自己和他人，而不求他人改变。

（3）我认为名誉才能体现我的价值，我认为别人的称赞才能体现我的优秀，我认为别人的认同才是一种肯定，然而，我所"认为"的一切，都只因我未看到自己与自然法则的圆满一体性。

（4）无论他人对我说什么、做什么、怎么看、怎么说，我都爱我自己，满意我自己，满意我现在的样子。

宽容、爱、祝福：

（1）爱、慈悲、宽容是我的本心，没有谁可以抵挡住这种力量，我祝福所有的人，因为我是被祝福的。

（2）宽容与祝福是我的情感，宽容与祝福是我的心念，我每天都在一点一滴的净化中，我每天都会越来越感到轻松和快乐。

（3）每一个人都因爱而生，都在渴求被爱，生活中所有的经验，无论是所谓的好与坏，都只是让我们不断地学习爱，引导我们进入更高的生命进展。

（4）我是为了学习宽恕而来的，我是为了学习爱而来的。我要经常提醒我自己，我是不是忘了宽恕、忘了爱，因为，我已决心以自然法则的宽恕和爱为我人生的基石，去对待我身边的一切人、一切事。

（5）我在自然法则的庇护下，我负有散播爱和慈悲的神圣职责，愿所有人都能找回健康、快乐、安详，愿痛苦的人，都能早日得以从痛苦中走出。

（6）每一个人都渴望被爱，生命中所有的经验没有好坏，都是教导我们学习爱，我愿学习这一神圣课题来使我的生命进入更高的生命境界。

安定、感恩：

（1）我感谢你，我伟大的自然法则，我的神圣之母，你的爱正在我内心不断地滋长着、扩大着，我正变得越来越好。

（2）我心怀感谢，我每天都在成长中，我感谢所有给予我帮助的人，我很容易看到友好与和善。

（3）我感恩一切万物，我愿以感恩的心去看眼前的世界和他人，爱和祝福是我的生命，我愿时时接受他的光明指引。

敏感、多虑、怀疑：

（1）我放下过去的旧思想，在我生命中所发生的一切只有对的和好的，因为，我在自然法则的庇护下。

（2）我放下过去的，过去的我习惯了凡事先从坏处想，习惯了怎么样避免差错，习惯了避免不好的发生，习惯了怎么样保护自己，这一切都只因我背离了自然法则，如今，我已回归自然法则。

（3）我释放对一切的怀疑和不安，我与生命的本源自然法则是一体的，在我生命的进展中，只有爱和包容，只有祝福和接纳，只有平等与尊重。

人际关系不和谐：

（1）我不再总想着要怎么样才能和他人处好关系。当我越是懂得接纳我自己、爱我自己，我也自然就和他人的关系和谐了。我接纳我自己，我爱我自己。

（2）所有关系的不和谐，都是源于自我关系的不和谐，今天起，我不再刻意地去学习什么、改变什么、掌握什么技巧，我所要做的，就是接纳自己，爱自己，就行了。

（3）改变在自然地发生，在待人处事上，我越来越能敞开心扉，越来越能表达亲和与包容，我开始感觉到自己与一切的关系正变得越来越好。

（4）所有的障碍都只是自我的封闭和过度保护，如今我已经敞开心扉，我不再害怕拒绝，我更愿意积极和主动，我发现我很容易和别人打成一片，我享受这种快乐。

（5）我的生命是敞开的，我源源不断地接受自然法则对我一切的恩赐，我心怀感恩，我乐于分享，我愿意将我接受的一切美好也奉献给他人，我为此感到幸福。

犹豫不决：

（1）我信任我自己，因为我已完全将自己交给自然法则，无论我生命中，做出什么样的选择和决定都会是对的和好的。

（2）在自然法则下，没有什么会做得不好，也没有什么会做得不对，我完全信任自己，无论我做什么事情，我只要遵从当下的感受就行了。

（3）我不再需要反复通过思考来做出一种正确决定，我也不再担心会做错什么令自己感到后悔，无论我怎么做，都是在尊重当下的我自己这就足够了。

2. 净化法的思想强化

练习方式及要求：

亦如先前 30 天疗愈方案中的净化法练习方式及要求，但在接下来深度疗愈练习中，你应依照自身情况以 30 天为周期，重复地按照主题的顺序练习。

第一课（练习 5 天）：

练习主题：我所看到的一切事物，本身不具有任何意义。

第二课（练习 5 天）：

练习主题：我所看到的一切事物，对我所具有的意义，完全是我自己赋予的。

第三课（练习 5 天）：

练习主题：我的念头不具有任何意义，它就像我所看

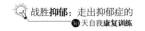

到的事物一样，不具有任何意义。

第四课（练习5天）：

练习主题：我看不出一切事物的当下真相。

第五课（练习5天）：

练习主题：我的想法不具有任何意义。

第六课（练习5天）：

练习主题：我可以重新去看。

3. 加强观息法练习

练习要领：观息法练习的重点在于觉知和平等心。

觉知：就是"知道""清楚"的意思。

平等心：平衡、平稳的心，顺其自然、不执着的心。平等心，从练习进行中的小范围来说就是：不评判、不分析、不思考、不排斥、不纠缠、不联想、不执着的心。

观息法中的"息"就是当下的一呼一吸。观息法就是以持续专注的心，如实地去观察（觉知）鼻孔处的呼吸进出。除了呼吸的进出以外，其他的一切，无论是任何想法、任何感受和感觉，都只是保持觉知，保持平等心。

练习要求：

（1）每天练习不少于两次，每次 1 小时，可依自身状况增加练习次数。

（2）练习中，除非疼痛或烦躁令你无法忍受，否则 1 小时观息法练习尽可能不打开手脚，不睁眼。

（3）除以上两点外，其他要领同之前相同。

注意要点：

（1）观息法练习过程中，不要掺杂任何的技巧、任何的方法。

（2）除非遇特殊情况，否则尽可能不少于两次的观息法练习。

（3）不去寻找任何感觉、任何效果，不去和过去练习的感受及状态做任何对比。

第四章

疗愈 + 静养 = 康复

放下心中的包袱，专注练习，
终有一天你会成功。

生活中随时让心
平静的调节方法

一、让心平静的"随时观呼吸"方法

我们的先贤指出，当情绪（烦恼）产生的时候，就只是接受它，而不对它起反应。"接受"这个看起来平凡无奇的事情，但操作起来却并非简单。我们一生都在被情绪所左右，我们怎么能接受情绪，要让自己忍受痛苦吗？

不，我无法接受。我们迫不及待地抵制它、控制它、打压它，可结果呢？我们不断地被拖进情绪的漩涡中，受其摆布，造成内心不断地积压。

圣人们不仅告诉我们怎么做，更为我们指出了具体的操作方法。当情绪产生时，我们即不放纵它，也不打压它，而是取中道，观察它。如实地观察我们产生的情绪，便是真正的接受。当我们如实地观察情绪时，情绪就会渐渐失去力量，进而消失；无论它有多么猛烈，它也终将在持续观察下消失。这是一种非常简单、非常科学，且非常神奇的方法；但如此简单的方法，我们操作起来却并不容易。因为我们已经习惯了控制、分别，我们已经沦为了头脑的奴隶，成为一种被习惯驱使的动物。

学会控制自己的心，控制自己的情绪，我们知道这个道理，且从小到大也一直被这么教导。但遗憾的是，我们能做到的却很少，往往是被情绪牵着鼻子走。因为我们学到的更多是控制，是打压。这种控制只会造成情绪更大的反弹，更大的压抑。

一个人要想过着快乐、自由、合乎正道的生活，他必须发展出正确的心的自主能力。这种能力不是一种心的打压，而是一种心的降服。"如实观察"就是这样一种科学、简单的方法，没有推动、没有打压，无增，也无减，只是让一切如期本来地流动，顺其自然，我们没有陷入其中，我们只是一个旁观者。

如实观察使我们的心活在当下，心变得敏锐，变得安定，变得平衡、平稳，当烦恼及种种负面情绪产生时，我们就只是如实地观察它，接着它就会渐渐失去力量并消失。一切的烦恼，一切的情结、负面情绪，一切的不愉快感受，都将会在如实观察下被化解。然而，我们如何做到如实观察呢？又如何对产生的烦恼、情绪等一切不愉快的感受做到如实观察呢？这并非易事，况且情绪、感受又是一种无形无相、非常抽象的东西，这让我们如何去观察它呢？在我们过去的成长中，也从来没有人这样教过我们。

觉悟者探究到了一个很巧妙的间接方法，这就是借助呼吸。借由观察呼吸，从而做到如实地接受，做到顺其自然，既不放纵也不打压，保持内心的平稳。

呼吸这个人人皆有的生命现象，再平常不过，但它却是一种非常奇妙的东西。任何时候当我们心中生起烦恼或不愉快的感受时，我们会发现呼吸就会失去它正常的节奏，变得粗重、急促。当内心平静时，呼吸就会变得轻柔、平缓。

这种身心现象就像硬币的两面，一面是心中生起的思想及情绪，另一面则是身体上的呼吸和感受。任何一种思想或情绪，不管是有意识还是无意识的，或是程度的大小，都会立即显现在呼吸上。因此，借由观察呼吸，我们便是在间接地观察思想及情绪，便是在观照我们的心。这是如期本然地面对，是正确接受，而不是回避问题，更不是逆来顺受。当我们对自己的心就只是保持如实观察，一切的烦恼和混乱便会渐渐失去力量，进而去除。烦乱的心恢复清净，不安的心获得安定，一切的烦恼及负面情绪都会被清扫而净，心总是能安住于当下，拥有平静和自在。

在前面的章节我们已经介绍了观息法，我们了解到这个方法的理论及操练。每天基础的静坐观息法练习可以不断地净化我们的心，但平等心的培养及保持，在生活中应该是随时的。当我们越是能做到顺其自然，越是能活在当

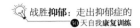
下，我们自然就越是能拥有心的安定和自由，即使负面情绪产生时，我们也能及时解脱出来。因此，我们需要将观息法的练习运用到生活中，而不只是在静坐中练习。

"随时观呼吸"就是我接下来要为你呈上的一种观息法在生活中的延伸练习，这是一种非常简单、方便的练习方式。

二、"随时观呼吸"的实操技巧

我们一直活在过去的经验里，不断地循规蹈矩，烦恼不止，只要回到当下，一切都将静止。

能保持每天的静坐观呼吸练习是非常好的，这可以很好地稳定我们的心，并使心不断地得以净化。但目前我们还没有建立起平稳的心态，因此，生活中我们的心随时都有可能陷入负面的情绪中，甚至是更多的时间被负面的情绪笼罩着。那么，当负面情绪产生时，我们该如何正确地应对，让自己能及时从情绪中脱离出来，又如何让自己在生活中也能保持内心的平稳，这就是我们接下来要练习的

"随时观呼吸"。

这并不是一个新的方法，而是我们已经了解的观息法，是观息法的一种延伸在生活中随时随地的练习方式。

心的净化，心的觉知及平等心的发展，应在生活中时时进行，不能仅限于静坐式的观息法练习。如此，我们才能更好地获得进步，保持心的平稳。接下来，就让我们了解一下这种随时观呼吸的练习方式。

生活中"随时观呼吸"的练习要求：

当静坐观息法练习进行 10 天后，方可开始生活中的"随时观呼吸"练习，并运用于生活中的情绪调节。

练习步骤：

第一步：在生活中，有意识地随时闭上眼睛观呼吸。

练习要求：

（1）此种方式练习保持 10 天。

（2）没有身体姿态要求，无论是站立，还是坐卧，都可以随时进行。

（3）练习越多越好，每次练习时间没有限定，可随意安排。如 1—3 分钟，或是 5—10 分钟，或是更长时间都

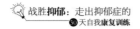
可随意。

（4）练习中应该不带有任何的目的，就只是将心（意念）放在鼻孔的呼吸进出上，也就是说，只是观察（感觉）呼吸的进出，只是观察鼻孔处呼吸的自然进出，不需要刻意调整呼吸。

（5）在负面情绪出现时，将心安住在呼吸上，就像观息法练习一样，对一切的不愉悦情绪及想法，只是保持觉知，保持平等心。

（6）不应只在负面情绪出现时练习，无论心情好与坏，都应保持这个练习的进行。

（7）不要在这个练习过程中掺杂任何的技巧和方法。

（8）不要同静坐观息法练习中的感觉、状态做任何对比。

第二步：在生活中，有意识地随时观呼吸，或睁眼，或闭眼观呼吸。

练习要求：

（1）第一步"闭上眼睛随时观呼吸"练习 10 天后，在未来生活中，持续保持第二步的或睁眼，或闭眼的随时观呼吸练习。

（2）没有身体姿态要求，无论是行走坐卧，你的心同时也在观察（感觉）呼吸，就好像是带着呼吸去生活，就好像与呼吸同在。

（3）频繁、持续、密集地睁眼或闭眼，将心保持在呼吸上，保持观呼吸。

（4）只是将心放在呼吸上，没有任何的目的心，不为达到什么。

（5）负面情绪出现时，不去管它，也就是对其保持平等心，你要做的就只是将心安住在呼吸上。要将这种"随时观呼吸"的方法，成为自己主要的习惯的应对情绪方法。

（6）不应只在负面情绪出现时练习，无论心情好与坏，都应随时睁眼或闭眼，保持观呼吸。

（7）不要在这个练习过程中掺杂任何的技巧和方法，只是观察自然的呼吸进出，不需要刻意调整呼吸。

（8）不要同静坐观息法练习中的感觉、状态做任何对比。

远离失眠的
静卧观息法

一、静卧观息法"治"失眠

在前面的章节中，我们已具体讲述了观息法的操练及理论。在本节关于失眠的问题上，我会较为完整地说明一下该方法在睡眠中的应用，使其更具针对性。

如何运用观息法来处理失眠呢？其实运用观息法来解

决失眠问题，所需把握的要点，与先前的练习基本是一样的，我们需要把注意力放在鼻孔的呼吸进出上，除了呼吸的进出以外，其他的一切就只是保持觉知，保持平等心。不同的是，我们不需要以盘腿的坐姿，或是保持某种特定的姿态去练习。既然是处理失眠问题，我们自然可以在睡觉时躺在床上练习。

具体步骤：

（1）像平时睡觉一样，躺在床上闭上眼睛，然后，将注意力专注在鼻孔处，持续不断地去观察（觉知、感觉）鼻孔的呼吸进出。

（2）就只是单纯地观察当下的一呼一吸。不管呼吸是长、是短、是冷、是热、是粗、是细，还是经过了你的左鼻孔或你的右鼻孔，总之，不管你感觉到什么样的呼吸，就是什么样的呼吸，对你所感受到的呼吸现象，就只是保持平等心。

（3）在观呼吸的过程中，我们会发现头脑里反复出现各种念头、想法，或是内在浮现种种感受。这其中出现频率最多的，可能就是令我们失眠的焦虑、烦躁或其他情

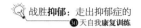
绪。你会发现，在观察呼吸的过程中，注意力无法持续专注在呼吸上，总是一不留神就会跑掉，一会跑到这个念头上，一会又跑到另一个念头上，总是会控制不住胡思乱想。然而，这就是我们心的习性模式。这个观息法练习，就是为了改变这种习性模式，使心安定下来。

因此，你所要做的就是对当下的心理活动，保持觉知，并且保持平等心。当你觉知到注意力跑掉了，或是又开始纠结、胡思乱想的时候，就不再想它，不再管它，保持平等心，继续回到呼吸上就行了。对于头脑所出现的任何念头、想法，或是内在出现的种种感受、情绪，都一律保持平等心。不陷入主观的联想、思考或判断，不去理睬、不去参与它们，让一切自由来去，就好像除了呼吸的进出以外，其他的一切都和你没有关系。你只是持续不断地专注在呼吸的进出上，就只是专注在呼吸的进出上。

这个练习过程很简单，你不需要做任何身体动作，更不需要任何外部的辅助，就只是躺在床上闭上眼睛，观察当下呼吸的进出。只要你坚持以上的要点，你就会体验到，很多时候自己在不知不觉中就睡着了。

注意事项：

（1）整个过程中，我们所需要做的就是持续地专注当下的呼吸，除了呼吸的进出以外，其他一切引起你注意到的现象，就只是保持觉知，保持平等心。不要试图控制或是消除产生的任何想法及情绪，不要去抗拒它们，不要去纠缠它们。不管是任何一种好的、坏的想法或情绪的产生，你所要做的就只是允许它们，接受它们的出现，不去解决、纠缠、分析或是抗拒它们，让一切自由来去，而你只是对此保持觉知，保持平等心，持续不断地专注（感觉）鼻孔的呼吸进出。

（2）尽管你会发现注意力总是跑来跑去，头脑总是会胡思乱想，但没有关系，这就是我们头脑的模式，不要抗拒这种状况。一旦发现自己陷入某个想法或是某个感受时，就保持平等心，将注意力拉回到呼吸上。也许注意力刚一拉回到呼吸上，没过几秒钟就又跑掉了，没关系，那就再继续拉回到呼吸上，如此反复。我知道有时候，想要

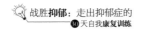
把注意力拉回来很难，紧张、焦虑的想法就像一个巨大的吸盘，吸引着你，令你无法控制。或者有时你认为想清楚心就踏实了，但实际的情况往往是你躺在床上越想越焦虑，越焦虑越睡不着，恶性循环。所以，请停止思考，对一切不管是好坏的想法、感受和情绪，保持觉知，保持平等心，就只是专注当下的呼吸进出。

（3）要知道，这个练习的质量不是以你头脑念头出现的多少，或是你专注呼吸的时间长短来衡量的。你就只是纯粹如实地观察当下的呼吸进出，对于一切的念头、想法及感受都不去管它。也就是说，对一切当下的心理活动，就只是保持觉知，并且保持平等心，你的焦点只是呼吸，只是专注呼吸的进出。需要反复强调的是，不管任何想法及情绪，都允许它们的出现，接受它们的出现，不要抗拒或是试图消除它们。你只是专注当下的呼吸，当注意力跑掉了，就继续拉回到呼吸上。跑掉了，就再拉回来。整个过程就是这样，持续地专注当下的呼吸，保持平等心。有时当你意识到要把注意力拉回到呼吸上的时候，你也许发现某个想法已经想了很长时间，即便如此也没有关系。不管是某个情景、某个人，不管你想了多长时间，只要发现分心了，就把注意力拉回到呼吸上，持续不断地专注于呼吸的进出，就只是如此而已。

二、静卧观息的练习的疑问解答

1. 这个练习并不是让你入睡。

乍听之下，这似乎很矛盾，既然"不是让你入睡"，又为何要用这个方法去处理失眠呢？道理很简单，如果这个方法只是告诉你，如何可以睡得着，如何可以睡个好觉等，那只会强化你对睡眠的关注。

你自己可能体验过，在你失眠的时候，对睡眠的关注越多，你的紧张或焦虑情绪就会越多，而紧张或焦虑情绪越多，你就越是无法入睡，如此恶性循环。想想看，人在紧张、焦虑的情绪下，如何能睡得着呢？即便睡着了，也是紧绷的状态，无法达到放松休息的效果。

事实上，当我们可以做到不再那么关注或是紧张睡眠问题的时候，或者说当我们不再纠缠于头脑中的焦虑想法

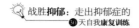
的时候，我们自然就会在身体需要的时候，不知不觉地进入梦乡。

2. 练习中身体姿势可以移动或变化吗?

此练习对我们的身体姿态没有任何要求，当然对于身体的移动、变化，也是没有限制的。有时一种姿势时间长了，会感觉到累，那你就可以根据身体当下的需要，变化或移动一下。我们完全可以像平时睡觉一样，身体怎么舒服，就怎么躺。但是如果出现了辗转反侧、怎么都不舒服的情况，那么很有可能是某种情绪在影响着你。因此，你要保持觉知，保持平等心，专注当下的呼吸，不去纠缠于身体不舒服的感觉。

3. 观息法可以代替睡眠吗?

观息法练习是静心养神、修身养性的过程，它可以使我们的身心获得充分的放松和休息。有一点你也许并不清楚，观息法练习完全可以代替我们的睡眠，甚至超过睡眠给我们身心带来的益处。

我们知道，充分的睡眠可以缓解我们身心的疲劳，补充身体所需的能量，从而维持我们身心的健康和平衡。睡眠之所以有如此作用，是因为在睡眠中，我们没有意识层面的思维活动，大脑处在休息和放松的状态，能量的消耗也很低。人的思想是有能量消耗的。我们通常以为只有身体的活动才会消耗能量，其实人在高度思维过程中消耗的能量是更大的。

在睡眠中，头脑就会停止意识表层的一切思维活动，能量消耗也随之剧减。重要的是，在此状态中，我们的身心完全是放开的状态，并与我们所处的环境进行能量交换，就像破土而出的枝芽充分吸取自然界的水分和光热。以往我们只知道睡眠对我们的身心健康很重要，但却不知为什么重要。

如前面所说，观息法同样可以为我们带来这种效果。虽然在观息法练习中，我们的意识是清醒的，但是"平等心"使我们停止了主观的思考，我们的心在呼吸上，这时我们的身心就完全处在放松休息的状态。想想看，没有了意识思考，能量的消耗也自然会减少。所以，尽管在观息法练习中，我们是清醒的，但它给我们身心带来的益处和睡眠是一样的，甚至超过睡眠。

真正的瑜伽行者或是在家修行的居士，他们每天的睡眠时间都是很少的，但他们却是精神饱满。之所以如此，主要的原因离不开他们每天的静坐。可以说，静坐不仅是他们修心、修身的不二法门，更是他们获取能量的主要方法。虽然观息法练习与静坐在操练的方式上有所不同，但在本质上，它们却是异曲同工的。只要我们以正确的方式练习，我们完全可以充分获得身心的放松和休息。如果你无法入睡，没有关系，就去做观息法吧，它会给你带来同样的益处。

除了睡眠外，观息法为我们提供了新的"充电"通道，所以我们不需要再对睡眠惴惴不安。同样，当我们放下对睡眠的焦虑时，我们又怎会睡不着呢?

4. 睡不着就不要强迫自己睡觉。

开始的时候，我们可能会比较好地保持平等心，能够比较好地观察自己当下的呼吸。但如果一两个小时过去了，你仍然还没睡着，这时，你可能就无法继续专注呼吸、保持平等心了。

你的心开始躁动，眼看时间一分一秒地过去，但自己还是没有睡着。想到第二天的身体和精神状态，你的心又会焦虑起来。于是，可能会完全把这个练习抛在脑后，或是怀疑这个方法的有效性。如果是这样的话，请注意，你仍是在"关注"自己的睡眠。也许，你认为自己已经保持了平等心并观察了当下的呼吸，但其实你并没有放下对睡眠的执着，而你的练习也只不过是个花架子而已。

虽然这个方法是用来处理失眠改善睡眠质量的，但需要强调的是，这个方法更重要的作用，是让我们做到不执着于睡眠，不去纠缠入睡前头脑所出现的任何想法。所以不管是多长时间过去了，哪怕是快要天亮了，也不要焦虑，睡不着就睡不着。当头脑里出现了关于睡不着的焦虑想法时，不去纠缠它，让它像天上的浮云一样，自由来去，而你就只是保持觉知和平等心，专注当下的呼吸。当心静了，一切都会自然而然地发生。

事实上，当你不再那么在意睡眠，不再那么纠缠于

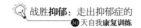
头脑的想法时，你自然就会在不知不觉中睡着。这就是我们反复强调的，这就是基本的法则。要知道睡眠是我们最自然的一种本能，当身体需要睡眠的时候，自然就会进入睡眠，完全不需要我们添油加醋地做些什么。也许某些时候，你感到身体很累，很想睡觉，但自己就是睡不着。如果是这样的话，请留意当下自己的头脑在想什么，很有可能是头脑里的某种想法或情绪，阻碍了睡眠的自然发生。倘若如此，请保持觉知和平等心，专注当下的呼吸就行了。

5. 尿频总想上厕所怎么办？

我曾有过严重失眠的经历，那真是一种无法言表的痛苦。尤其是晚上，当我准备要去睡觉的时候，总感觉有尿憋着，去解手的时候，却又没有多少。这种状况曾是影响我睡眠的一个很大因素。一次又一次地想上厕所，可如果控制不去的话，那种尿憋着的感觉，又让自己无法入睡。记得最严重的时候，一晚上得解手十几次。且不说这种不健康的行为给自己带来多大的烦恼，关键是，由此情绪所造成的无法入睡，真是苦不堪言。虽然到医院看过多次，也吃过不少治疗尿频的药，但却没有什么效果。

在经过长期的心理探究和亲身验证后，我知道，这并非是生理的问题，而是心理因素造成的。可想而知，当时吃再多治疗尿频的药又有什么用呢？有过类似经历的朋友会有同感，尿频的情况在白天会好很多，只是晚上睡觉时表现频繁。很显然这是我们心理差异的变化，而这其中最主要的一个方面就是我们对睡眠的关注。要知道，这种尿急的感觉，更多是心理性的。如果我们能放松下来，不去过分地关注睡眠，不去纠缠头脑出现的想法，尿频的感觉也自然会得到改善。

如果你在睡觉过程中，反复出现尿急感觉的话，你要了解，这只是一种焦虑的表现。你要做的是，不再去纵容这种反复解手的行为，不去纠缠头脑出现的任何想法。简言之，不把这种尿急的感受与睡眠的状况做某种关联，保持平等心，专注自己当下的呼吸。当你能持续耐心地这么做，我相信，假以时日，尿频的情况自然会逐渐改善。

6. 不要掺杂数数字的技巧。

一名失眠患者到医院，向医生寻求解决的方法。

医生问道："出了什么问题？"

他对医生说，自己晚上胡思乱想睡不着觉。

医生听完后，二话不说便给他开了个方子，上面写着一句话："睡不着时，在心里数数，就能睡着了。"

患者看过后，虽然有些疑惑，但还是感到很兴奋，心想这下有救了。

第二天患者又来到了医生的诊室，医生见他便问："昨晚睡得怎么样"？

患者一脸沮丧地说："还是没睡着。"

"难道你没有数数吗？"医生继续问。

患者很无奈地说："我数了，但是当我数到快三万的时候，天亮了。"

看到这个故事你会有什么感受呢？虽然这是一个故

事，但确实可以反映出伴有睡眠障碍朋友的那种过分关注
睡眠而出现的焦虑情绪。

生活中，有些朋友常常试图通过数数、数羊或是数呼
吸，来帮助自己入睡。这种方法有时会有一些效果，但是
对于经常性或是连续性出现失眠问题的朋友来说，并不能
解决问题。最主要的一个原因是，一旦我们把这种方法视
为令自己入睡的工具时，我们对睡眠的期待心理，往往会
滋生起一连串的焦虑情绪："究竟数到什么时候才能睡着
呢？"如此，我们怎么能安然入睡？

观息法就只是让我们以平等心的原则纯粹地轻松地观
察当下的呼吸就行了，不掺杂数数或是其他技巧。只需要
牢记：不去管睡眠，不理睬、不纠缠任何感受及想法。除
此之外，没有别的。

7. 观息法练习不是睡眠的工具。

请不要把观息法作为睡眠的工具，此练习本身就是
静心养神的过程。所以请放下任何期待，不去刻意追求睡
眠。尽管你的头脑还是会时不时冒出想要睡着的想法，或

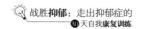
是接踵而来出现一连串情绪，但你就只是对此保持觉知，保持平等心。要知道，当下的呼吸才是你"心"的港湾，所以你就只是专注当下的呼吸就行了，你的身心足已获得放松和休息，甚至远胜于你以往的普通睡眠。

8. 睡眠本身不是问题，而是"睡不好觉"令我们预想到第二天可能出现糟糕的情况。如果说，有其他的方式可以像睡眠一样缓解我们的疲劳，使我们的身心达到放松和休息的话，那么你还会那么在意睡眠吗？

如果你不那么在意睡眠了，那么你还会出现失眠或是睡眠障碍吗？

我要说的是，睡眠本身不是问题，而是"睡不好觉"让我们预想到第二天可能出现糟糕的情况，这才是令我们失眠的一个主要原因。当我们想到失眠会给身心造成破坏性影响时，想到会对你的工作或学习造成不好的影响时，紧张和焦虑的情绪就会接踵而来。然而这就是一个情绪的陷阱，让我们无法挣脱。一旦我们把睡眠的好坏与身心的健康或工作联系在一起时，我们将无法避免对睡眠的关注和担忧，而这只会让失眠越来越严重。

这并不是说睡眠不重要，它自然是很重要，但换个角度来说，如果"重要"变成了我们的焦虑或是担忧的话，那就成了障碍。要想真正改善我们的睡眠，唯有放下对睡眠的焦虑。我知道，这的确不是一件容易的事。如果观息法同样可以达到休息的效果，为什么必须要去执着形式或是过程呢？当我们能放下对睡眠的焦虑，认真去做观息法的时候，睡眠就是自然发生的事情。观息法不会破坏我们的睡眠本能，只会起到润滑的作用。

9. 睡着了但半夜又醒了。

当我们真正用心去做观息法练习时，自然会不知不觉进入梦乡，但这并不代表你会一觉到天亮。如果本来有较严重的睡眠障碍，也许你会半夜醒来或是凌晨早早醒来，对此，你不必在意，不要为此焦躁不安。若是如此，你又开始关注睡眠了。所以不要强迫自己入睡，你所要做的就是继续去做观息法，观察鼻孔的呼吸进出，除此之外，其他的一切只是保持觉知，保持平等心就行了。

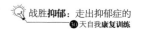
10. 8 小时睡眠论。

很多人认为 8 个小时的睡眠，是身体所必需的。其实这完全是一种偏差的认识。事实上，在人生的不同阶段、不同时期，以及不同的状态下，我们需要的睡眠时间也都是在变化的。刚出生的婴儿每天需要睡 20 个小时，老年人却超不过 6 个小时。每一天消耗的能量不一样，所需的睡眠时间也不一样。可以说不同阶段不同状态下的睡眠要求也都会不同。

而且不同的人体质、性格也不一样，对睡眠需求的时间也会有不同，所以，8 小时睡眠理论也不是绝对的。研究发现，一个人如果能充分地进入深睡眠状态，哪怕他的睡眠时间只有两三个小时，也足以满足生理所需。

从睡眠的质量来说，时间长短更不是衡量的标准，我们自身就有所体会。很多时候我们会发现，睡眠过多反而让我们感到昏沉和疲惫。所以，对睡眠质量而言，时间的长短只是相对因素，重要的是睡眠的质量。只要驱除了身体的疲劳感，获得了良好的精神状态，就已达到了休息的目的。经由练习观息法，不论你是否进入睡眠，你的身心都将获得足够的休息。因此，所谓的 8 小时睡眠论，对于一个练习观息法的人来说没有任何影响力。

第五章

曾经和你同样的人

守护好每一个当下，就守护好整个人生。

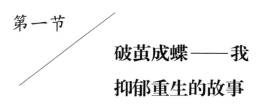

第一节

破茧成蝶——我
抑郁重生的故事

有位朋友这样问过我："没想到自信开朗的你曾经是位重度抑郁症患者，那你是怎么走出来的呢？"我微笑着对他说："蝶破茧而出，类似一次死亡，而我穿越抑郁完成了生命的复活，用重生来拒绝死亡，让生命达到质的飞跃。"

对于心理康复这条路，我不会说太多道理，但我的个人经历和对生命的探究是我对心理康复的最深切的诠释。
我愿意和大家分享我的经历，分享我对心灵的感悟。

1. 陷入抑郁，寻找出路。

高考后我在家度过了一段相对轻松的日子。和所有年
轻人一样，我喜欢躺在床上想象未来，规划人生，有时候
一想就是大半夜。可没想到，这种对未来美好的憧憬演变
成我抑郁症的导火索。在沉溺于这种憧憬时，突然一天，
我陷入了莫名的恐慌中，对周围的人或物都感到极其恐惧
和不安，世界对我来说到处都充满了危险，每个人都是可
怕的，任何细微的变化都会给我带来不安感——我不知
道自己为什么满脑子的念头都和恐惧联系在一起。

一天晚上，我通宵未眠，整晚都在恐惧与不安中。错
综复杂的恐惧和绝望魔咒般紧紧纠缠着我，一方面觉得自
己在钻牛角尖，认为一切都会自然地过去；另一方面又偏
偏放不下这些念头，感觉一天不消除这些恐惧的念头，就
一天也睡不好，心里没着没落。正是这些冲突和怪异的想
法，使我在以后的日子里每天都试图排除这些恐惧。可越

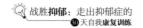

斗争，恐惧和不安就越强烈。随之而来的是身体上的不适，经常头痛、胸闷。恐惧、焦虑让我无法平静，屋子里的好多东西都成了我发泄愤怒的牺牲品。我还天真地用头去撞墙，试图用外力带来的身体痛苦，取代内心焦躁的感受。家人的不理解也更加剧我内心的痛苦，整天陷入深深的恐惧与绝望中。

8月，我接到重庆一所大学的录取通知书，然而我却没有一丝的喜悦。我感到更害怕：离家万里之远没有亲戚和朋友，以我现在的状况能否把大学读下来？面对亲朋好友的美言赞赏，然而，头脑里竟蹦出的都是古怪恐怖的念头，令我感到极度的恐惧。"担心自己会在路上疯掉，担心火车万一脱轨了怎么办，会不会遇到抢匪等"，各种不着边的恐惧念头，一个接一个地冒出来。这些画面在脑子里翻江倒海，就像真的要发生一样；虽然理智告诉自己这些是不可能的，然而有种感觉似乎在提醒自己："这个世界上任何事情都是有可能发生的"，内心简直是绝望极了。

在强烈的恐惧和挣扎中，我硬是咬着牙坚持到了北京，找到朋友推荐的一家精神科医院。当时，高额的心理咨询费和医药费简直出乎我的意料，但我想只要能治好自己，哪怕学费都花光了，我也豁出去了。可没想到的是，心理医生对我讲的全是漫天的大道理，丝毫没有减轻我的痛苦，我心想："大道理我都懂，但是我就是做不到"，内心感到反而像没有出路了。

　　背着厚厚的行囊，手里拎着一袋子药，浑浑噩噩地到了重庆。一出火车站，感觉自己完全像到了另外一个世界，高山林立的地形和闷热的天气让我无法适应，就连语言交流也是个障碍，加上焦躁的心情，让我欲哭无泪。

　　大学校园是那么的休闲恬静，而我显然不能融入这个环境，整个人感觉活在真空的世界里，一切变得不真实，就像个木头。一个多月下来，我的情况比以前更糟了，复杂的情绪且不说，躯体的不适与日俱增，视力变得越来越模糊，心跳莫名加快，胸口像压了一块石头难以呼吸，对食物也完全没有胃口。最要命的是，整晚都无法入睡。恐惧的思想就像我的呼吸一样持续地伴随着我，即便睡着了，感觉也像醒着，处在一种极度的不安中，无边无尽的痛苦折磨着我，让我痛不欲生。寝室的同学见我一副消沉的样子，经常开导我，可他们无法理解我内心的痛苦。

在大学的几年里，我从未停止过求医，先后去过北京、上海、哈尔滨等各大城市，几乎访遍我所了解到的有名的心理医院和心理咨询中心。奔走一遭后，我才敢于承认，自己患上了重度的抑郁症。当时我的症状已经不仅仅是抑郁的症状，还伴有明显的强迫、恐惧和焦虑，用专业的话说，症状已经全面泛化。

我到底是抑郁症还是强迫症？这个问题也给我增添了巨大的焦虑。很多心理医生诊断我为抑郁症，但也有的医生诊断为强迫症，这导致我一度都不知道该相信谁的话。我想："我的症状看来是太严重了，连医生都无法定性。"我对治好这个病的信心都丧失了。其实从现在的专业角度来说，抑郁症、强迫症、焦虑症或是恐惧症等症状都是神经症的一种表现，在本质上都是相同的。没有哪一个症状是单独、纯粹的，都是相伴、交织或者说复合型的存在，所谓的不同，只是说表现的主体症状不同而已。

在我发病之前，并不知道什么是抑郁症、强迫症等心理疾病。正是这些可怕的症状，让我开始了一边了解心理学，一边与"病魔"做斗争。我知道，很多人和我一样因为自己的内心痛苦，才了解到相关的一些心理疾病知识。

对于重度抑郁症来说，在所有的神经症和心理疾病中是最为严重的。自从我的状况被诊断为重度抑郁症之后，我的心里又被深深地蒙上了"可怕的抑郁症"阴影，感觉自己这辈子算是完蛋了。

印象最深的一次是，同学陪我去重庆歌乐山精神病院，在门诊大厅里我看到一名护士，正在给一个穿着病号服的精神病人做检查。这个病人斜着眼看着我，还不时地向我傻笑挤眼，趁护士不注意蹑手蹑脚地凑过来对我说："你跑不了了，红卫兵小将已经把这里包围了。"当时我完全被吓死了、惊呆了，自己感觉完全不行了，害怕自己也会变成这个样子。这些恐惧的想法一直笼罩着我，当晚满脑子都是那个病人和我说话的情景，越害怕越想，越想越害怕，生怕自己会变成一个"精神病"。后来甚至发展到，听到或看到有关"精神"的字眼都会联想到精神病，自己会不会变成疯子，感觉头脑都要炸开了。

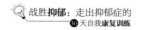

我曾多次想到过死，也曾写过遗书，想给自己的痛苦做个了断。记得有一次我站在学校寝室的天台上，只要一抬腿，人就会坠下去；如果不是同学及时地出现，我可能早已不在人世。

我一次次地劝说自己打消这个念头，可持续失眠以及对生活的极度恐慌每分每秒都在侵袭着我，那时我认为，死对于我来说就是一种解脱。闭上眼是无法摆脱的持续失眠和恐惧，睁开眼又感觉自己很无力。无论是什么样的人，包括路边的小贩、民工或是扫大街的，我都认为比我强。我感觉自己没有任何价值，生活没有任何快乐可言，心中没有一丝温暖，前途也更没有任何希望。

长期的恐惧使我变得更加敏感、多疑，经常会因别人不经意的一句话、一个眼神或一个小动作而胡思乱想。记得在大二元旦，同学们去重庆平顶山公园看烟花，有个同学开了句玩笑："这么多人要扔颗炸弹会是什么样？"大家都被这玩笑逗笑了，而我当时真被吓死了，冒了一身的冷汗，整个人完全处在紧绷颤抖的状态，看看周围陌生的面孔感觉都有可能是恐怖分子。

恐惧的感觉无处不在：上课时担心顶棚的风扇会掉下来削掉同学的脑袋；听说谁有钱了，就会担心他会被坏人陷害算计；躺在床上，担心上铺塌下来砸死自己；看到别人用水果刀削苹果，就会担心自己失去理智夺过水果刀去杀人；听到有人提起精神病，就会担心自己会变成个精神病人。可以说，没有我想不到的恐惧。整个人极度紧张，感觉自己如同困兽，四处走动，想做点什么，却不知道该做什么。有时，逃出去的想法非常强烈，但是逃到哪里去，去做什么，一片茫然。生活对我来说变得异常黑暗，毫无快乐可言。即便有快乐，对我来说也是一种恐惧，因为快乐会"乐极生悲"。我发现自己无法集中精力去做任何事情，包括看书、听歌等很多小事。觉得自己像被一片乌云笼罩着，陷入了无法攀爬的深坑，总是挣脱不了这种强烈的束缚，整个人处于随时崩溃的边缘。

2. 出现转机，有所突破。

由于身心极度痛苦又没有快速、直接的解决方法，我开始服药。服用一种精神类抗抑郁药"盐酸氯米帕明"，这种药的副作用非常大。在前半个月里，白天整个人全身无力，头昏昏沉沉的并伴有恶心的症状，晚上胃里像有团火在燃烧，大量盗汗就连小便都有失禁的现象。大概通过三个多月药物的控制，我的抑郁、强迫、恐惧等症状都有些改善，可是令我更痛苦的是，我发觉自己的记忆力明显下降，思维也变得迟钝，感觉整个人都处在一个很不对劲的状态。几经挣扎，我决定放弃服药。没想到的是停药几天，恐惧与不安的情绪又扑面而来，甚至比之前更强烈。

无奈之下，我只能继续服药来维持自己的状况。相比之下，百忧解是我吃过多种抗抑郁药中副作用最小的，效果也是较为明显的。在一年多的服药期间，我曾多次停药，但没过多少日子症状就会再次复发，并且症状更加严重，最后导致出门在外，身上都要随身携带这种药。

治抑郁症的费用是相当高的，就连吃药的费用可能就是我一个月的生活费，甚至更多，更别说心理咨询的费用了。高额的医药费用，也是我非常头痛的事情。父母对我说的情况根本不相信，以为我是找借口多要钱用，所以给的钱也是有限的。一次暑假，我带着从堂姐那借来的钱，来到上海同济医院，看了心理门诊，并且还去了当地的心理咨询中心。一个多星期的时间，钱所剩无几，除了拿几盒药、几本书外，心理的折磨和症状没有任何改变，灰头土脸的我失望而归。

都说久病成医，但在心理疾病的相关知识上关注越多，有时反而自己的问题、障碍就越多。由于自己没有健康的心理防线，对于网络或书本刊物上，所看到的各种心理疾病的介绍，都会和自己的症状对照，令自己完全对号入座，甚至在电视上或听到某人的一句话，都会让自己落入极度的恐惧中。更可怕的是，我总是控制不住去感觉、去想自己有没有幻听、幻觉的症状，同学们有没有在背后说我闲话，有没有人想害我等。越是害怕自己会精神分裂，就越是控制不住去联想、体验精神分裂的症状。

我在求助过程中，还遇到比较大的困惑，就是医院和心理咨询中心的理念上有很多冲突，比如：医院主张药物，而心理咨询中心则主张心理疏导。在方法和理念上，更是公说公有理，婆说婆有理，搞得自己像只无头苍蝇一样撞来撞去。无奈之下，我没有办法，只好一边求助，一

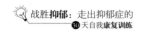
边自己寻找答案。庆幸的是，这个过程便是我人生的转折点。人生起起落落，多少谷底在等着我们逾越，现在回过头看自己从谷底走出来，对生命的理解更加深刻、更加全面。无论经历怎样的痛苦，生命本身都在忠诚地为我们寻找解脱的出路，都在帮助我们把负面转为正向和光明。

大学时光转瞬即逝，在接受药物医治的过程中，我越来越依赖药物，并且剂量也慢慢增加。我意识到药物无法从根本上消除我的问题，我想"心病终须心药医"。

眼看就要毕业，但我当时的状态显然无法融入社会，焦虑的心情好比雪上加霜，令我再次陷入绝望。

现在想想，也许上帝给你关上一扇门的同时，也会为你开启一扇窗。就在绝望之时，不知道是哪来的一股力量让我有勇气去面对，心想："反正已然如此，那我就自己救自己算了，大不了一死了之。"我开始大量阅读专业的心理书籍，其中有两本书给了我很大的信心，一本是《奇迹课程》，另一本是《心灵的处方》。在反复研读这两本书后，我试着去实践书中的一些练习。每天早上5点钟，我都坚持到学校的操场上去跑半个小时，回到寝室就躺在床上开始练习呼吸放松。我发现一段时间后，自己的视力越来越好了，而且身体肌肉不再像以前那样紧绷了，这极大地鼓励了我。之后，一次偶然的机会我接触到《生命的重建》这本书，可以说，这本书开启了我生命新的篇章，使我走上了助己助人的光明道路。

这本书是美国著名心灵导师露易丝·海所著。她曾患有癌症，但在他人帮助和自己的努力下，最终战胜了癌症。书中讲述了一些较为具体改变自己的方法。当我看完此书后，内心备受鼓舞和感动，泪水一次次夺眶而出，感觉这本书就是我的及时雨。书中有些个案的症状就像是在说自己，那种被理解、被接纳的感觉真是难以言表。我想癌症都能治好，还有那些遭遇各种心理痛苦的人也都成功地蜕变，那我的抑郁症也一定可以治好。

改变的过程，总会走一些弯路。我反复研读《生命的重建》这本书，并依照书中的一些誓言句子去练习，几个星期后，我发现自己的恐惧思想好像减少了，这给了我很大信心。说明这个方法是有效的，大方向是没错的，这对我来说已是不小的收获。

　　可坚持练习一段时间后，我感觉自己处于停滞不前的状态。经过反复研究，我找出了问题，书中誓言的句子对我来说，不完全具有针对性，我想如果能找出对自己症状吻合的句子，一定会效果显著。一个星期后，我总结了几个适合自己练习的句子，如"我放弃在我意识中制造担心和害怕的旧思想，我现在接受人们对我总是很友好，我完全的安全""我放弃各种担心和害怕，在我生命中没有万一，在我生命中发生的只有对的和好的""我所有的担心和恐惧都是我的旧思想造成的，我现在决定放弃"。当时觉得这些句子很好笑，但我还是坚持练习，正是露易丝·海那种永不服输的精神一直在支持着我。起初一段时间，没有什么效果，甚至感觉是在自欺欺人，但随着练习时间的加大，感觉自己的消极、恐惧思想一点点在减少，并且体会到在不同情景下练习有不同效果，尤其是早晨一边跑步一边大声宣读句子，效果更加明显。

　　白天除了誓言练习外，我还大量地研习儒、释、道思想，以及各种心理疗法。晚上我会找一个安静的地方练习"静坐"。开始的时候真是非常痛苦，闭上眼坐下来，脑子里的害怕念头反而更多，就像有个马蜂窝一样嘈杂不停，并且在静坐的练习上，也有一定的疑虑和担忧，担心自己会走火入魔，担心会被同学说是歪门邪道。

无论用什么方法练习，开始都会遇到阻碍和困难，"冥想"也不例外。躺在床上，想象一幅安全画面，自己身处其中，在这个环境中，我是主宰者。往往预期的想象和实际总是有差距，恐惧和不安全的画面总是会不断地冒出来，打破平静，反反复复出现。但反复的研习和实践，我慢慢地对这种内心波动，掌握了应对的方法和技巧，自己也逐渐地能较好地接受一切，并坚定地持续练习。尝试过很多方法，最后我发现催眠法、冥想、誓言练习和呼吸练习效果非常好。

在选择了有效的训练方法后，我非常精进地用功练习，自我调整心态，每天坚持，从不懈怠。改变的过程是缓慢的，坚持的过程是痛苦的，尤其是刚开始停药时那种痛苦，就像一个人身处在黑洞里，没有一丝光明，不知道将要发生什么，充满着恐惧。但随着持续练习，发现自己在没有药物的控制下，也能够入睡了，这令我非常的惊

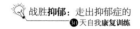
喜，激励着我能继续地坚持下去。

"所有的努力都不会付之东流，只要努力终会获得回报"，这句话我现在坚信不疑。

在系统学习三个月后的一天晚上，我在书店看书，突然感觉一股暖流涌遍全身，整个人从头到脚一下子松弛了下来，感觉长时间扣在头上的东西一下子没了，思维也清晰了，眼睛也变得明亮了。回来的路上虽飘落着小雨，但对我来说是那么的平静与柔润，这种感觉在爆发抑郁症之前都从未有过。心变得像黎明时山中的湖水一样静谧，周遭人和物也是那么的和谐与自然。感觉心静得可以倒映出周遭的一景一物，仿佛细看的人可以澈见它的深处，整个人完全融入了这种平和、宁静与安详，我知道我"重生"了。

3. 助人之路，探索内在秘密。

回顾这几年里，有辛酸与苦涩，更有磨炼与成长，经历了多少次的绝望和打击，走过那种种痛苦，内心真是感慨万千。在面对抑郁、探究内在以及坚持不懈的努力后，最后终于走出了抑郁，重见天日。我暗自立誓，决定全心投入心理救助的事业中，一方面是因为还有许多在痛苦中挣扎的朋友，他们没有找到出路；另一方面是我的这段心路历程促使自己要继续探索内在的秘密不断成长。

毕业后我全身心钻研心理学，决定终身从事心理研究与实践。在中科院心理研究所心理咨询与治疗心理专业潜心学习并圆满毕业，还长期跟随国内多名心理专家学习精神分析、认知疗法、催眠治疗，也在香港进修自然医学顺势疗法、音乐疗法……

在北京从事了多年心理咨询工作，为更有效地帮助患者走出内心低谷，重塑自己，我以亲身经历和体悟，结合当代心理学流派以及儒、释、道的思想，创立了心理康复训练，使诸多患者从抑郁、强迫、焦虑、恐惧等神经症中成功地走了出来，获得新生。

一些患者向我咨询，我告诉他们我的疗愈方法，建议他们在理解的基础上按照方法持之以恒地去练习，有的人迎接到了光明，但也有的人仍然在黑暗中徘徊。了解清楚原因，我给他们讲述了佛陀的一个故事——《自己走这

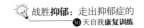
条路》。如果你听闻了一种方法或是一种理论，你觉得是正确的、有效的，但最后没有身体力行，那么这种理论或方法永远不会在你身上产生奇迹。无论任何方法都要自己去体验后，才能属于自己，才能体会到收获的喜悦。如果我们只是听闻、思考，但没有运用，那这种方法再好、再有效也永远是别人的方法，奇迹也永远只会在别人身上出现，自己永远经验不到这种方法带来的成果。

路是自己走的，如果你向前迈一小步，目标就缩短一大步；如果你走完全程，就到达了最终目标。我就是这样一步步坚持地走下来的，只要坚持按照正确的方法去实践，就一定可以到达成功的彼岸，看到雨后的彩虹。

多年从事心理咨询我深深地感悟到，心理咨询是一项光明的事业，这是因为它承受着生命的分量。我能够走上心灵救助这条路，是因为我经验到心理咨询承担生命的过程。我心怀感恩，庆幸自己用亲身经历感悟到自助、助人的生命艺术。也正因如此，我更懂得如何用"生命"去温暖"生命"，用"心"支撑"心"的道理。心灵救助不是用道理来帮人解脱，而是用生命的力量彼此支持，用人天性的力量"爱"来推动人的成长。

4. 破解心理问题的两个复杂性。

在自我疗愈的过程中，令我非常害怕的有两个问题：一个是遗传论，另一个是内因性抑郁症，这两者在当时康复率都是非常低的。对于这两个问题，学术界也一直是争论不休。

对于"遗传"因素，很多医院的心理医生都比较关注，这令我当时非常害怕。在我母亲家族中，我二姨患有精神病，还有一个表舅从北京进修学习回家后，莫名其妙地精神失常了。很多心理医生会对患者进行问卷调查，如果这位患者家族有精神疾病史，那么他就被贴上潜在的"遗传"标签，其实他们并没有做"基因检测"，所下结论也是不科学的推论，也并不符合心理的发展特点。

美国新一代权威心理学家海伦·舒曼和威廉·赛佛的研究表明："我们所有的心理痛苦都是来自过去形成的思想。""所谓心理疾病的遗传性，是指成长经历中家庭环境、人际关系模式、教育方式等因素有沿袭和传递现象，

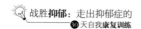
不健康的关系在不同的代际传递，同样的家庭关系模式、思想观念、氛围往往造成家族里出现同样的心理问题。很多心理疾病并没有发现生物学所指的基因遗传性，而遗传性也只不过是家庭成员之间的关系模式传承而已。"也就是说，我们的抑郁、焦虑及恐惧等情绪模式，是后天习得的思想观念，是我们过去的成长经历负面的积累所致。

我的童年是可悲的，但以现在来看它也是我生命中要学习的课题，是有意义的。我成长在一个充满愤怒和暴力的家庭。父母都是乡村教师，父亲的脾气非常暴躁，而母亲性格温和。在我记忆里，直到上大学前都经常被父亲打骂。每当父亲遇有不顺心的事或是喝得醉醺醺的，都会找理由打骂母亲，而我也逃脱不了被责骂。那时候对于我来说最大的幸福就是我和母亲不被打骂。

生活中，父亲对我非常严厉，要求我做任何事都要做到最好，并且还会拿我和别的孩子比较。我要是犯了一点小错误或是做得不符合他要求，下场不是打就是骂，有的时候还会牵连到母亲。那个时候我非常害怕看父亲的眼睛，就连父亲的一些动作都会让我胆战心惊。在我的记忆里，童年没有任何快乐可言，都是在战战兢兢中度过的，不知道是真的没有快乐，还是那点快乐早已被紧张、害怕的情绪所掩埋。现在我知道，恐惧和不安的种子早在这个时期，就已深深地扎根于我的内心。

由于对父亲的惧怕，我做事说话都特别小心谨慎，生怕有什么疏忽；即便如此，也还是难逃严厉的责骂。父亲从来没有夸奖或肯定过我，我曾努力去表现自己来赢得父亲的赞赏，但结果是，我考了第一名，父亲也没有任何表扬和鼓励的话，就只是说一句："这还像个样子。"我常常觉得是因为自己做得"不够好"，才会引发父亲的怒火，甚至会认为父亲对母亲的粗暴也和自己有关系。

童年的我性格孤僻、内心自卑，没有真正的玩伴。看着其他小朋友一起玩闹，我只有在一旁羡慕的份，有时通过给他们买好吃的讨好他们，才能同他们玩耍。这令我在意识里更加印证了自己"不够好"的事实。这种对自我的不认可与不接纳一直深深地影响着我，最终导致我高考后突然产生抑郁、强迫的问题。

正是美国心理学界的新论点，让我深刻地反思自己

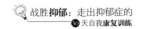
的成长经历，使我认清自己的问题早在童年时就埋下了种子，只是积累到高考后才全面爆发。所谓"遗传论"的说法，在我得到理论与实际的结合后完全瓦解。我们在没有健全的心理防御机制时，思想、情绪、情感以及性格都会受到成长经历、家庭教育和环境所影响。

"遗传论"真是害人不浅，似乎暗示着这种病是治不好的。很多抑郁症或是强迫症等神经症患者，为此背负沉重的枷锁，无法自拔。多年从事心理咨询，我遇到太多被归类化或是被疑似遗传的患者，这无疑对他们本就脆弱的心又是重重的一击。抑郁症本身并不可怕，但如果当一个人丧失了求治的信心，那才是可怕的。期待今后心理的问卷测评，能合理地改变一下或积极地解释家族病史这一块，心理医生也应高度注意自己言语，至少不要给患者造成新的负担。

我认为家族病史的查询，对治抑郁症来说，很多时候没有积极的作用。过去的可以作为了解，但不是关键，重要的是当下。如果做家族病史的调查，我敢说绝大多数人的家族系统中，都能找出那么一两个有精神疾病或是沾边的人。

当我们去查找时，我们往往能在七大姑八大姨，上一代或是上上代中找到。这是不是就意味着遗传性呢？假使如此，为什么有的人好好的，而我们却有了问题？难道是我们存在某种基因缺陷或者说我们点背赶上了？假设是这样，但新的问题产生了，为什么过去我们好好的，现在就不行了？还有太多的疑团……如果按照所谓"遗传论"的方面去推论，根本无法解释清楚，矛盾重重。我认为真正的科学是合理的，是能解释清楚的，而不是相反。

再一个就是"内因性抑郁症"难以康复且时常复发，对此，心理医生通常是借助药物来控制症状。对于一些心理疗法，往往显得苍白无力。有些心理医生认为，"内因性抑郁症"是性格或者说是气质类型所决定的，且无法改变，除了药物的维持没有更好的方法。我当时听到这样的消息非常恐惧，因为当初我的抑郁爆发就是没有具体的诱发事件。一般来说，这类状况都会被划为"内因性抑郁症"。但我不甘心，癌症都能治好，甚至精神分裂在国外都有无数治好的案例，即使是"内因性抑郁症"还会比这

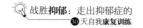
些疾病都严重吗？我不断给自己打气。

在持续探索中，我印证了自己的观点，正如美国心理创伤协会的研究表明："内因性抑郁症同多数的心理问题一样，都是由成长经历、环境及教育方式所造成的，且是完全可以痊愈的，并指出性格特征或气质类型与心理疾病没有必然关系，性格也绝不是先天固有的，后天的成长才是塑造的土壤，因此性格也是完全可以改变的。"这令我如释重负。也就是说，不管是哪种类型的抑郁或是其他的心理问题，都是一个长期的情绪积累所致，可谓："冰冻三尺，非一日之寒。"

我们知道性格的改变不是轻松的。一个人的气质类型或性格形成，是成长的环境、教育和所经历的生活事件等因素塑造起来的，尽管如此，但也是可以改变的。记得以前看过这样一个故事：

美国一个男孩，他的爸爸是名外科手术大夫，爸爸敏感多疑，性格内向，做事情严谨认真，完美主义。妈妈是搞化学试剂的，平时言语也很少。男孩受爸爸影响很大，不仅性格相像，做事情的风格也性格相像，而且男孩在心里暗暗发誓，以后也要像爸爸一样，做一名外科手术大夫拯救病人。但不幸的是，在男孩 15 岁那年，爸爸在车祸中离开了他。这次意外给男孩内心造成了巨大打击，两年的时间里他把自己完全给封闭了，每天都是抑郁寡欢，性格变得更加内向，他开始仇恨这个世界，仇恨周围的人，他认为上帝对他不公平。后来男孩的妈妈认识了一个百老汇的演员，相处了一段时间后两人结婚了。同男孩的亲生父亲大不相同的是，他的继父是一个非常开朗又很风趣的人。继父为了能让男孩改变这种心境，经常带男孩去观看各种演出，给他讲励志故事。受继父的影响，渐渐男孩的心理产生了变化，变得越来越开朗，并逐渐地迷恋上戏剧。在继父的鼓励下，后来这个男孩成了百老汇有名的风趣幽默大师。

如果这个男孩的父亲没有去世的话，很可能他会像他的父亲一样成为一名外科手术大夫。在没有其他的变故下，他的性格也很可能像父亲一样敏感多疑。

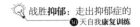
　　一个人的气质类型与性格不是一成不变的，在生活中经历了一些变故或遭遇一些打击都是会发生相应变化的。一个积极开朗的人在遭遇了一些挫败后，想想看，他又会变成什么样的人呢？

　　人的内心好比一根皮筋，在积累了过多的负面情绪和消极思想时，就会像皮筋被不断地拉伸，直至极限长度发生变形或断裂。皮筋固然是有弹性的，但这种弹性是有限度的。我们的心理也是一样，它可以承载和消化来自外界的压力和自身的消极思想。但心理是有限度的，不可能无限地承载，一旦负面情绪累积超出了我们的心理载荷，具体的症状就会表现出来。抑郁症、强迫症等神经症就是这样的一个长期积累所致。如果我们运用积极、正面、爱的思想滋养我们的内心，我们的心灵就会像一根有良好弹性和张力的皮筋。从中医和心理学的理念来说，身心是一体的。70% 以上的身体疾病都与人的心态密不可分。

　　我发现在许多患者中，存在着相同的问题，他们会把生活中普遍性的焦虑、抑郁情绪视为不正常的，担心自己的不好情绪是抑郁症或焦虑症等心理疾病的一种表现，不断地给自己贴上抑郁症等心理问题的标签，反而强化了情绪的波动，变得愈加惶恐不安，加重了症状。有很多人会到网上或一些书刊上了解抑郁等相关指标，结果越是关注那些负面的情绪和症状，就越是会拿自己与其对照，其演变的模式就是：

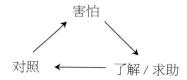

　　最后他们陷入恶性循环，不断地验证对照；结果他们真的有了这些问题。这是不断强化、增长的结果。

　　就像一些失眠症患者，本来问题没有那么严重，如果及时正确地调节，便可很快恢复。遗憾的是，错误的认知强化了症状，过分地关注睡眠，导致焦虑，而焦虑又导致入睡困难，入睡困难又再次加剧焦虑，结果是越焦虑越睡不着，越睡不着越焦虑，不断地强化，从而由害怕失眠而变成真的失眠。心理学相关知识是给人以帮助，而不是让我们用这些知识或标准约束我们的心灵。

　　无论是哪一种心理困境，我们都可以选择以一颗平衡而开放的心接受新的思想，用信任的心相信自己有自愈的能力，用恒久的心坚持自己的信念。用"理解""接纳""坚持"三心合一的力量，那么天下就没有不可逾越的心理痛苦。

重度抑郁使我
学会了"爱"和"感恩"

抑郁、恐惧、焦虑这些字眼在普通人看来似乎并没有什么特别的意义，但是对于那些曾经身陷其中的或者现在正身陷其中的患者来说，确实是觉得非常可怕的，可怕的程度简直是笔墨难以形容的，令人铭心刻骨的。

永远也忘不了那年三月的某一天，沉积已久的抑郁在毫无心理准备的情况下终于像火山喷发一样突然爆发了。

我陷入了极度的恐慌之中，六神无主，感到好像世界末日一样，如坐针毡，度日如年，不敢出门，不敢见人，简直就是生不如死。那时候完全不能接纳自己，不爱自己，心中那个受伤的小孩伤痕累累。而自己全然不明白怎么回事，只是自己心里在怨恨：为什么上天对我那么不公平？为什么这样的事情偏偏落在我的头上，我那时候就像是戴上了一副有色眼镜，这个世界在我眼中全然是一片黑暗，看不到一丝光明。在这种恐慌之中，我在心里问自己：人生的意义是什么？人活着到底有什么意义？但找不到答案，心中一片茫然。万念俱灰之下，最后多次想到死，认为这样可以彻底解脱，一了百了。甚至是在考虑用哪一种死法比较好，包括需不需要写遗书，怎么写？但是在犹豫彷徨之中又在想，如果我死了，我的亲人会多么伤心啊，会给他们造成多么大的痛苦啊，我这样做岂不是很自私吗？一个男人要对家庭负责，要有责任感，做人不能那么自私的，这种无休止矛盾的思想斗争同时也更进一步加重了我的痛苦。

随着心理问题的加剧，也开始出现了生理问题。我开始严重失眠，整夜睡不着觉、便秘、没有胃口、心悸，胸口和心脏就像压上了一块大石头，喘不过气来。甚至还引起了肾结石的剧痛发作，妻子多次在深夜陪我到医院打吊瓶。在 2 个月的时间里，我的体重急剧下降了 20 多斤，我感到自己变成一个没有用的人，我陷入了自卑、自责、内疚中，完全丧失了自信，丧失了自我。

当时抑郁爆发的导火索是我刚刚换了一个工作环境，一下子感到不适应，另外投资生意也不顺利，还有自己感觉受到了不公平的对待（只是自己认为的），但是自己没有去申辩、去争取，而是拼命压抑自己，压到潜意识里，结果到了极限不能承受的时候就突然爆发了。

另外也可以从我成长过程的人生轨迹中找到原因，我从小生长在一个充满压抑气氛的家庭，父亲在家里是绝对的权威，容不得有其他不同意见。因为是军人出身，文化水平低，教育方法简单、粗暴，父亲对我们非常严厉。我有 5 个兄弟姐妹，我是排行第三的，刚好是中间，除了最大的和最小的受宠外，我就是最被忽视的那个。我还记得小时候，父亲经常为了一点小事打骂母亲和骂我们中间不受宠的，我们只能缩在角落里，大气也不敢出。在这种暴力的家庭气氛中，我慢慢长大了，同时也形成了我自卑、内向、孤僻、不接纳自己、不爱自己的性格。我凡事追求完美，很在意别人对我的看法。有时候别人的一个眼神，不经意的一句话，都会使我惴惴不安。我是活在别人的世界里，而不是活在自己的世界里。所以通常大部分人都会说自己的童年很幸福，但是我感觉我的童年并不幸福。在我小时候拍的生活照里都是没笑容的，都是很忧郁的样子。

这时我也意识到自己必须积极调整，勇敢面对，所以就去了一家三甲大医院去看心理科医生。经过电脑测试和各种检查以后，医生说我得了严重的抑郁症，建议我马上住院，我没有答应住院，因为我太恐惧了，住院更加没有安全感。医生给我开了很多药，我回家吃了一段时间后，发现根本没有什么效果，失眠和便秘更加严重了。

我又在网上查阅了很多资料，有些论点说抑郁症是不死的癌症，是痊愈不了的，只能用药物控制，一离开药物就会反复发作。特别是很多抑郁症病人自杀的例子，看得我心惊肉跳，很怕自己会不会最后只能走上这条道路。也有一些例子是有些抑郁患者看了十几二十年也没看好的，更是让我忧心忡忡。好在妻子很理解我，生活上对我无微不至地照顾，精神上也不断给我鼓励，常找一些叔本华、老子、庄子的书，还有人生哲理的书给我看。包括我儿子也常常安慰我，给了我战胜困难的勇气。

这时我的状态时好时坏，有时候觉得精神已经几乎到了崩溃的边缘了。没办法，我只好拼命上网查资料。就在这时候，也可能是因缘巧合的缘故，我在网上突然发现了李宏夫老师的心理康复训练。仔细读了介绍以后，我发现李老师是用一种很科学的全新的理念来为心理障碍患者康复调整的，完全有别于传统的心理方法。我就像在深海里遇溺捞到了救生圈，看见了求生的一丝光明，有了痊愈的希望。

心理康复训练是比较枯燥乏味的，但比起心灵上的痛苦，这种枯燥乏味又算得了什么呢？有了李老师的鼓励，我开始了每天练习。本来课程练习要求每天的时间是要至少保持1个小时，我在征得李老师的同意下，我每天的练习时间自己加大到4到5个小时。我相信"精诚所至，金

石为开""一分耕耘，一分收获"。在李老师的正确指导下
和自己的刻苦努力下，我开始慢慢有了进步。练习了十多
天后，我惊奇地发现我没有以前那么恐惧了。一个月后，
我的睡眠有了很大的改善，这使我相信奇迹真的可以在我
的身上发生，虽然开始的时候我做誓言法时还有疑惑：我
每天在这里像个傻子一样念这些句子真的有用吗？李老师
多次对我说，千万不要小看这个看似简单的句子，其实它
里面有很丰富的内涵，要慢慢用心去体会，你就会理解它
所包含的精髓。

　　李老师还介绍我看了几本非常有用的书，使我学到了
"无常"——这个自然界的变异法则。要活在当下，我意
识到我以前是太执着了，什么都放不下。李老师还多次给
我讲解了为什么首先必须宽恕自己才能宽恕别人，如果你
连自己都不能够宽恕那怎么去宽恕别人呢？

　　3个月以后，就如同噩梦醒来，我真的好了。现在我
的心里充满平静、安详，充满了喜悦，现在在我眼中，世
界是多么美好，太阳每天都是新的。只要你满怀感恩的心，
一草一木在你眼中都是有生命的，是那么可爱和谐的。

　　我愿意宽恕所有的人，更愿意宽恕我自己，因为我知道只有宽恕才能解放自己，才能让自己拥有爱，才能消除恐惧。虽然我知道在我的人生道路上还会有许多曲折和困难，但我已经知道如何去面对，因为李老师教会了我一种心的平衡能力，教会了我要保持觉知和平等心。在此，我衷心地感谢李老师给了我第二次生命，感谢我的妻子对我的理解和包容，不离不弃。同时我还要感谢抑郁，它让我学会了要从不同视角去审视这个世界，而不是只从单一的视角。我现在每天还在坚持练习，争取心灵品质的不断提升。我相信这种提升是没有止境的，很值得我用心去不断追求。

　　回忆这一段经历是不堪回首的，但是我还是在这里写下了自己的心路历程和亲身经历，主要是想告诉那些至今还在受到心理问题困扰的人们：抑郁、焦虑、恐惧并不可怕，不论你的心理问题多么严重，都是完全可以痊愈的。就像《生命的重建》中所说的："在我广阔的人生中，一切都是完美，完整和完全的，宽恕使我感到自由和轻松，我放弃的怨恨越多，我需要表达的爱就越多，我的世界里一切都好。"

我从抑郁焦虑中走来，
十年风雨终见彩虹

大自然界的运行法则总是因果循环，有因有果，没有亘古不变。

我高中毕业后放弃了高考，选择了一家企业做了一名工人。我想，即便没有考上大学，我也一样要实现自己在心中早就规划好的人生蓝图，实现自己的梦想。

但我的梦想前提是我要有一个温馨温暖的家，有个在背后支持我的好内助。在我的意识中，每个男人要想事业成功单靠自己是不够的，而我更是深深地知道家庭是多么的重要。我从小就生活在一个父母天天吵架、责骂、抱怨的家庭环境中。每天放学回家就看到父母吵架，半夜也常被父母吵架惊醒。这就是我的童年。我发誓我绝不会重蹈覆辙，我对我未来的对象有好多美好的期待。

我在单位上班的时候，表现不错，领导对我很重视，也是重点培养的对象。这期间有人给我介绍了我现在的对象，我们属于一见钟情吧。她就是我想象中的另一半，我所想象的女人的优点她都有。我很高兴，这样就好了，我可以无任何后顾之忧地去完成我梦想的事业。我每天在工作的时候都会时不时地想起自己找了这么一个好的人生伴侣，我的未来该会是怎样的。就在我想象这些美好事情的时候突然一个念头出现在了我的脑海里，我现在还没结婚，如果有条件比我好的男人跟我竞争我现在的女朋友，那我该怎么办？我不知道我为什么会突然冒出这样的想法，而且这个想法让我感到是那么难受，使我胸口发闷、心里焦虑。这种发闷、焦虑的症状一下子遍布我的整个身

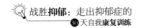
躯，我感觉到整个人好像一下子掉进了大海里，海水一眼
望不到边。

我知道这是自己钻了牛角尖，我也自己开导自己，可
是不行啊，焦虑、胸闷、灼热的感觉一次比一次强烈。
我知道得要去看医生了，我到了当地的市医院找了一位德
高望重的老中医，我把自己的症状说了一遍，老中医给我
开了三服药，说喝了就好了。我回家按照方子把药喝了，
是的，正如医生说的，三服药喝完我的症状完全消失。这
是我第一次出现这种情况。

就在我完全忘记这次经历两年后的一天，我正在带
班，安排完任务后我低头考虑事情，突然感觉心里一阵发
闷，感觉天突然暗了下来，心跳加速，情绪一落千丈，怎
么回事啊，难道以前的问题今天又出现了吗？在接下来的
几天里我完全崩溃了，我知道以前的那个问题又出现了。
这次我去医院开了好多西药，原本想再去找老中医拿上次
我吃的那几服中药，可是老中医不同意，让我这次吃西
药，还说这次吃药的时间要长一些，得两三个月才能好。
我坚持每天按时服药，两个月以后我的情况有所好转，慢

慢地我把药给停了，我又恢复到以前的精神状态，感觉也很好了，这样一直持续了五年。

　　五年后我已经自己开了一家公司，跟国外一家公司合作，在国内做代理，我自己感到很满意。就在跟这家公司合作的时候，这家公司在国内刚刚招聘了一个女翻译，同时这个女翻译也兼任业务员，并来处理一些我们这个行业的专业问题。平时遇到一些专业方面的问题女翻译就会给我打电话，刚开始我也没太在意，可是后来她时不时地给我打电话，有的时候晚上也给我打。我就跟她说晚上不要打电话，如果有问题就在上班时间给我打，其他时间不要打电话，这样不方便。可是她不听，还是毫无顾忌地打电话给我。我这个时候就考虑如果她这样一味地不分时间打电话，会让我家人以为我在外面做了什么不好的事情，让我爱人以为我在外面有第三者，那样就很难说清楚了。

　　一天，吃了晚饭后我正在考虑怎样解决这个问题，她又打电话过来了。这一下我实在受不了了，我直接大声地训斥了她一顿，告诉她以后不要再打电话给我，如果有问

题到公司里去处理，这是私人时间你还打什么电话啊！我
当时恨不得把电话给摔了，其实我也知道自己脾气暴躁，
可我在当时管不住自己发火 . 那个女翻译知道问题大了，
也只好说了对不起就挂了电话。

可就在那天晚上我直接就失眠了，第二天起床感觉
很不舒服，开始心慌，满脑子胡思乱想，怎么也消停不下
来，这是怎么了？难道说又要出现以前的问题吗？是的，
在接下来的几天里，情况越来越不好，所有的事情都是一
团糟，我感觉到自己工作上的问题也处理不好了。我开始
严重失眠，白天无精打采，昏昏欲睡，躺下想睡一会，一
躺下感觉更是难受，满脑子的问题找不到一点头绪，心里
开始焦虑，胃开始灼热，我知道必须要看医生了，要不我
就会彻底崩溃。在医院里专家仔细询问了我的问题后，给
我开了好多种药，让我从里面找出一种最适合自己的药来
长期服用。我一听当场就慌了，医生说我这个情况要终生
服药。我最不想听到的就是这样的结论，可医生对我说了
这番话。

在接下来的日子里，我跑遍了许多医院，结果还是一

样，无论到哪所医院他们开的药无非就是那么几种药，几种药轮换着吃，效果微乎其微。后来听别人说喝中药效果好，我开始喝中药。中药确实不错，没有那么多副作用，效果也可以，关键是能维持住我的病情不再继续发展，我感到很高兴。这样喝中药一直喝了十年。去年春节前，我一次拿了三个月的中药放在仓库里，这次拿的药过多，以至许多药超出保质期，失去了药效，我怎么也没想到我的病症又开始发作了。这次是持续不断地让人难受，每到了一定的时间心里焦虑就开始了，比以前更加厉害，中药、西药一块吃，效果还是不好。

在这期间我不得不说一下我的爱人，是她在我人生的这段非常时期给了我勇气，鼓励我、安慰我，始终在我身边不离不弃。在我这段非常时期，我观察到她每次做饭跟以前不一样了，炒的菜、做的鱼、买的水果都是有利于我身体的，我知道是我爱人在网上查看了一些辅助方法来帮助我。

一天中午我在外面待够了，就无精打采地回了办公室，坐在了办公桌边，电脑开着。我无意浏览了一下桌面，一行醒目的文字映入我眼前——"心理康复训练"。
多么敏感的字眼，我来不及细想就挪动鼠标从头到尾把这
网站看了一遍。李宏夫老师的亲身经历让我狂喜，接下来
我又想，这是真的吗？当我看到很多患者的亲身体验，他
们自己在康复后写的亲身经历，我知道每一位患者都是写
的自己的血泪史，这种苦楚是任何人都编撰不出来的。每
个人都有不同的遭遇，岂能是随便说说就写出来的。

我决定按照李宏夫老师的心理训练来练习。接下来的
日子里，我按照李宏夫老师的教导，每天按时完成练习。

誓言法很重要，每天中午我拿出一个钟头来练习，
下午半个钟头练习。誓言法给人有一种积极向上的精神
力量。

最后得说观息法，观息法要求我们必须盘腿静坐，
保持觉知，保持平等心。就是这个观息法把我给难住了，
我从小就不能盘腿坐，跟我一样大的孩子都能很好地盘
腿坐在地上。这个问题我很早就知道，但是今天我得认
真面对这个以前认为不是啥问题的问题了。我也问过李
宏夫老师，能不能不盘腿，李宏夫老师说好的效果最好

是要盘腿的，因为有些问题在盘腿静坐的过程中才能够领悟。

　　没办法，我就给自己做了个计划，刚开始的十几天里我先来单盘腿。单盘腿感觉可以了，然后再慢慢双腿盘。虽然这是我的计划，但是能不能实现我还不敢肯定。无论怎样，得先从单腿盘开始，有了计划就得认真去做。我用了有半个月时间就能很好地单盘腿做功课了。一条腿能很好地盘起来，那另一条腿盘起来也应该没啥问题。就这样，在二十天左右的时间里，我就把自己认为不可能盘腿的问题给解决了。

　　刚开始我每天做三次观息法，到后来我做到每天四次。在做观息法的时候还有几个问题老是困扰我，就是盘腿的时间问题。刚开始我二十分钟就受不了了，后来李宏夫老师总是不厌其烦地跟我说，刚开始每个学员都会遇到这种问题，慢慢就会好起来的，只要你在做观息法的时候保持觉知，保持平等心。在你的觉知，平等心有了一定的基础之后，你会发觉做观息法是比较轻松的一件事情，毕竟做任何一件事情刚开始都要你认真努力去做，之后你才

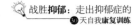
能慢慢体会到其中的奥秘。

我在做观息法的时候也经历了很多纠结、难受以及腿的麻木，做到四十分钟后就做不下去了。后来是李宏夫老师带着我做了两次，我很感激李宏夫老师亲自带我做观息法，我也知道任何事情都要靠自己的努力才能达到圆满。后来我坚持坐一个钟头而保持身体不动，一次、两次、三次，就这样在不知不觉中我已经能很好地完成每天三次观息法，每次一个钟头，而且观息法做到后来就已经能很轻松地完成，腿脚也不疼不麻木了。

为了事业，我们在拼搏，为了心灵的成长，我们平静地修行也是必需的。不管出现多么大的负面情绪，如果你感觉到特别难受，那你就去观察呼吸，观察呼吸很深奥，观察呼吸包罗万象，观察呼吸就是让你简单地回到当下。

虽然在观察呼吸的同时你还在经受负面情绪的影响，但我得跟朋友们说明一下，这是你的深层潜意识里面的各种执着心结在释放的一次过程，接受它，不要抗拒。

练习中间也出现过痛苦，但就像李宏夫老师说的那样，成长一定是会伴随痛苦的。现在我感觉自己一天比一天好，心情一天比一天稳定、喜悦，是心理训练让我走出了漫漫无边的大海，走出了人生的低谷。我已经好了。经过这次火的锤炼，我还有什么放不下的呢？不经历风雨，怎么见彩虹。

用爱心与坚韧
面对命运的洗礼

　　提笔写下这段文字时，心中五味杂陈。真不想再去回顾那些暗淡无光的日子，不想再去触碰那些痛苦、绝望、辛酸、压抑的记忆。但我的家庭和我的孩子还算是幸运的，在经历了那么多次令人崩溃的情绪折磨之后，我觉得最应该记住的还是感激：感谢命运在把我的孩子抛入绝境之后，没有最终从我身边夺走她！感谢命运无情地摧残了我孩子的心灵之后，又恩赐给她顿悟与解脱！更要感谢命运让我们在茫茫人海中遇到了李宏夫老师，是他一次又一次耐心地引导与鼓励让我的孩子一步步从泥潭中挣扎出来，让她开始用崭新的视角观察这个世界！在现今这个浮躁与急功近利的社会，竟然还有这样一些人，他们用常人难以想象的耐心、真诚与热情引领着一颗颗饱受煎熬、难以自拔的心走向新生！苍天有眼，苍生有幸！

　　我的孩子在上高一时就得过一次抑郁症，经过近一年的休息和药物调整后，坚持读完了高中，考上了大学。但到大学后，由于药物减量以及一点生活中的刺激，她旧病复发了。这一次病势更加凶猛，孩子整天两眼发直，嘴里总唠叨着一句话："人为啥活着？"她的情绪低落到了极点，整天躺在床上一动不动，不吃不喝。后来到医院做了八次无抽电痉挛，同时配合抗抑郁药物治疗，孩子的痛苦感减轻了一些，但头脑有些迟钝，容易忘事。我咨询医院的医生，问这个病症能不能彻底痊愈，得到的答复是，这个病很容易复发，需长时间服药。此后我们又尝试过服用营养素和中药，可是坚持了好长时间还是达不到理想的效果。最后，孩子一赌气干脆什么药也不吃了，绝望地躺在床上不吃、不喝、不动，和她说话也不作声。这时我开始在网上查阅治抑郁症的方法，经过反复对比，我们选择了李宏夫老师的心理训练。出人意料的是，很多天一言不发的孩子，头一次就和李老师聊了一个多小时。

接下来就是旷日持久的心理训练。一开始，孩子对誓言法还较容易接受，可是对观息法却极为排斥，显得非常烦躁。练了20多天后，孩子发现没有达到她心目中的效果，连誓言法也想放弃。在李老师不厌其烦地疏导下，孩子渐渐地能坚持下来了。三个月左右的时候，孩子的情绪有了很大改观。现在，她已经能一次静坐两个小时，生活和学习也都基本恢复到正常状态。不敢出门、怕见人、怕说话及无原因地恐惧等现象也都消失了。

这个过程是漫长而又艰辛的。这期间，孩子偶尔情绪发作时，会控制不了自己的愤怒。但此时，我们做家长的一定要理解，这不是孩子的本性，这牵扯不到道德问题，正因为孩子的情绪压抑得太久，才会如此强烈地爆发。而这种发脾气，恰恰是排除心中垃圾情绪从而走向健康的有效途径。由于孩子长时间情绪不好，整个家庭也会沉闷压抑，此时父母也会变得烦躁易怒，甚至发生冲突。此时，我们切记不要大吵大闹、夫妻反目。此时孩子更需要一个温馨、祥和的家！我想任何一个为人父母者，都可以无条件地为孩子牺牲一切；当看到孩子痛不欲生时，我们每一位父母都可能会向上天祈祷，甘愿由自己来代替孩子承受这一切。那么，我们又为什么忍受不了一点点情绪上的波动呢？康复训练是枯燥而又缓慢的，处于病痛中的孩子很可能显示出焦急、失望和疑虑。我的孩子也曾多次强调她的头脑和思维与别人不一样，这套康复训练对她不适用！我给她的答复是：你和芸芸众生完全一样，没有什么特别之处，而这套练习摸透了人类的心理活动规律，只要是人，你的心理就会毫无例外地遵循这一规律！看到我们从容、镇定、充满信心，孩子的希望之火和练习的热情也会越燃越旺；反之，如果我们烦躁、怀疑、失望，孩子练习的效果将会大打折扣！康复过程中，孩子还可能出现怨天尤人、抱怨命运的心理。这时，我是这样鼓励她的：老天对每一个人都是公平的，他给了你一次大的磨难之后一定会给你一个巨大的回报。苦难是最好的老师，苦难将成为你的一笔难得的财富，你应该感谢命运给了你一次别人可能一生都不会遇到的人生体验，你活了二十年可能等于别人活了一辈子！

阳光总在风雨后，乌云遮不住太阳。只要我们始终怀着一颗善良的、充满美好憧憬的心去平和地、从容地面对生活中的风风雨雨、磕磕绊绊，一切都会过去的！最后，真心希望每一位和我处境相同的父母和每一位可爱的、暂时陷入困境的孩子能尽快驱散心头的阴霾，早一日见到绚丽朝阳和湛湛青天！愿爱常住你家！愿爱常住心间！

第五节

我已经掌握了
打败抑郁焦虑的方法

　　生完孩子本来是一件人生的乐事，可是到我这却突然
变了。坐完月子后的自己变得越来越不开心，越来越控制
不住地担心各种事。人生好像突然转了个画风，那种感觉
不想再去回忆，就像遇到哈利·波特里的摄魂怪一样。

　　因为焦虑去看了几次医生，都是让吃药。可自己一方
面抗拒吃药，始终感觉吃药是治标不治本的；另一方面吃

药就要断奶，可是孩子太小。最关键的是家人认为这不是什么病，就是自己想多了，想通就好了。所以我只能不停地上网查找方法。但是网上的资料把自己吓得不行，感觉人生都没了希望。

这时已经焦虑了足足三个月，每天害怕睡不着，更害怕睡着做噩梦。以前累了或难受了睡一觉就能让你忘却痛苦，可现在是连梦里都是在害怕中煎熬。无论别人怎么开解你，跟心理医生怎么谈心，都像只是吹过一阵风，吹过就吹过，完全不会进到脑子里，完全不会产生任何作用。

也许老天还是对我不错的，突然有一天在查找森田疗法时突然看到了李老师的心理康复训练。纠结了十天，我选择给自己一次机会。于是，我开始进行这套心理训练。

现在想想，人生的选择就是靠缘分的。现在很庆幸这次的选择，把我从绝望的沙漠拉了出来。所以我现在来这实现我当时说过的话：如果有机会，我希望能为这套心理训练方法写一篇文章。现在很庆幸有机会能写这篇文章，并希望有缘人看到能对你有帮助。

老师说我的进步快，我归纳原因如下：

1. **靠自己。**

从开始的抗拒吃药到看心理医生，我觉得没效果，就是因为当时我把希望放在第三者身上，而不是从自身找原因。所以在接受心理康复训练后，我就知道要靠自己，永远不要把自己的责任妄图别人替你解决。打个比方吧，处于抑郁焦虑中的我们，就是在荒漠中迷失了方向，而李老师的心理训练就像是北极星，你必须有北极星的指引才能找到离开荒漠的方向，并且只能通过自己一步一个脚印用自己的努力才能离开这个荒漠。没有北极星就没有方向，没有方向你就根本没法走出去。但找到北极星就代表你能走出去吗？不，关键还是要靠自己的双脚顺着北极星的指引一步一步地走出去。所以，不要抱怨，不要怀疑，不要想着靠别人，你自己才是关键。

2. **选择相信。**

誓言法中的东西，刚开始我觉得人做不到这么伟大，自己都不接受天天念这些就会有用吗？但刚开始因为不停

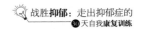

害怕，所以一害怕就念叨，只为有点事情在做着，可以不那么害怕。后来慢慢就变成选择相信。这些东西不管你做到做不到，只要对自己好，即使是拿来骗自己也好。你会发现选择相信这些东西，并希望自己能做到文字中的样子，人生真的会变得不一样。在不断地念誓言的过程中，你会发现让这些誓言变成真实，会让自己的心变得更舒服，痛苦也变少了。

3. 学会改变。

人之所以活得痛苦，就是因为计较太多，所以长期下来就让自己走上了绝路。因此，在跟老师学习两个月后，我的目标已不再是治疗这些症状，虽然症状还在，但我知道这不是关键所在，关键是要改变自己的人生思路，做到不那么计较。所以带着症状生活，去学习让自己的心灵活得舒服才是我的终极目标。在看到别人的过错时，自动念出"过去我习惯看到别人的过错，现在我容易看到别人的美好"；后悔某件事没做好时，心里念上"我放下过去的，人生没有如果，没有假设，发生的一切都会是好的，都是为了让我学习宽恕和爱"……有时在遇到会让自己生气、吃亏的事，我会告诉自己不计较不是吃亏，而是让自己的心不会难受，一切让自己心灵舒服的事都是好的。慢慢让自己坚持，人生的计较越来越少，神奇的事情发生越来越多。

4. 最重要的一点，坚持观息法。

不要管过程中的杂念纷飞，坚定一个目标，那就是坚持观息。刚开始的我就是这样，老在担心是否观息正确，为什么杂念没有减少，为什么老是不能保持身体不动。相信我，这一切都不是问题关键。只要能坚持早晚一个小时，效果会慢慢显现。在我后来工作忙得不可开交时，这个习惯我也坚持着，慢慢地我的症状就减弱到消失不见了。

不记得哪一天，在听着广播，广播在说着抑郁症的事，我突然发现，以前听到这几个字心就会害怕，但这次竟然没有感觉，只是想着：可惜他们没遇上李老师。原来的抑郁、焦虑是我听到就会心颤的字眼，现在竟然不再对

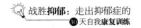
我起作用了，它们现在就变成了普通得如吃饭、睡觉一样的词了，原来我已经掌握了打败摄魂怪的方法。感谢李老师，也希望有缘遇到李老师训练方法的人都能尽快回归平静的生活。平静才是福！

｜结语

　　在探寻自我拯救的漫长期间里，其中《奇迹课程》这本书给了我很大的启发和帮助。这本书表达出这样的观点："我们的心理问题和思维模式都是来自于我们的过去，只有放弃过去的，接受新的思想，才有真正的解脱。"

　　引起我们产生心理问题的原因无所不有，也许你认为自己的问题是多么复杂、多么严重，也许你还在为自己的问题怨天尤人，或者你曾求助过多位心理医生或尝试过多种方法，最后无效而感到无助，但是我想说的是，这些都可以成为过去，健康和快乐才是我们的天性。

　　如今，有了方法你就能到达光明的彼岸。请敞开你的内心，这套训练方法可以帮助你摆脱痛苦的羁绊，重塑新的人生。过去的我，就是现在的你，现在的我，就是明天的你。